Mitgefühlsfokussierte Interventionen in der Psychotherapie

Alice Diedrich

Mitgefühlsfokussierte Interventionen in der Psychotherapie

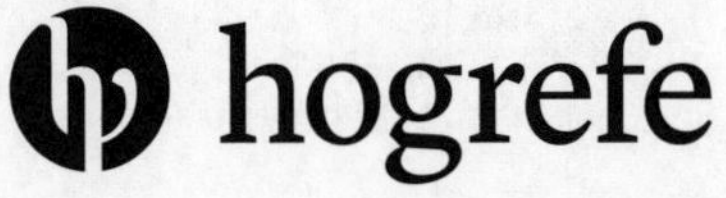

Dr. Alice Diedrich, geb. 1982. 2002–2007 Studium der Psychologie in München und in den USA. 2007–2011 Ausbildung zur Psychologischen Psychotherapeutin mit Fachkunde Verhaltenstherapie in Frankfurt/Main. 2011–2014 wissenschaftliche Mitarbeiterin an der Universität Mainz und leitende Psychologin in der angeschlossenen Institutsambulanz. 2015 Promotion. Seit 2015 als wissenschaftliche Mitarbeiterin am Klinikum der Universität München (in Kooperation mit der Schön Klinik Roseneck) und als Psychotherapeutin in privater Praxisgemeinschaft in München tätig.

Bibliografische Information der Deutschen Nationalbibliothek
Die Deutsche Nationalbibliothek verzeichnet diese Publikation in der Deutschen Nationalbibliografie; detaillierte bibliografische Daten sind im Internet über http://dnb.dnb.de abrufbar.

Hogrefe Verlag GmbH & Co. KG
Merkelstraße 3
37085 Göttingen
Deutschland
Tel.: +49 551 99950 0
Fax: +49 551 99950 111
E-Mail: verlag@hogrefe.de
Internet: www.hogrefe.de

Umschlagabbildung: © stock_colors/Getty Images, München
Satz: ARThür Grafik-Design & Kunst, Weimar
Druck: Media-Print Informationstechnologie GmbH, Paderborn
Printed in Germany
Auf säurefreiem Papier gedruckt

1. Auflage 2016

(E-Book-ISBN [PDF] 978-3-8409-2671-6; E-Book-ISBN [EPUB] 978-3-8444-2671-7)
ISBN 978-3-8017-2671-3
http://doi.org/10.1026/02671-000

Inhaltsverzeichnis

Anhang

CD-ROM

Die CD-ROM enthält PDF-Dateien von Materialien, die bei der Durchführung der Interventionen verwendet werden können.

Die PDF-Dateien können mit dem Programm Acrobat® Reader (eine kostenlose Version ist unter www.adobe.com/products/acrobat erhältlich) gelesen und ausgedruckt werden.

Einleitung

Was uns Menschen unter anderem miteinander verbindet, ist, dass wir glücklich sein wollen, im Laufe unseres Lebens aber immer wieder mit Leid konfrontiert werden – dem eigenen und auch dem der anderen. So unschön es auch ist, negative Erfahrungen gehören zum Leben dazu. Wenn man den Fernseher anschaltet, wird man mit Nachrichten über Krieg, Terror, Flüchtlingsströme, Naturkatastrophen und Epidemien konfrontiert. Aber auch im privaten Umfeld müssen wir uns mit unterschiedlichen Problemen und negativen Gefühlen auseinandersetzen, die von Zeit zu Zeit auftreten. Es ist normal, dass wir immer wieder Fehler machen, scheitern und die unterschiedlichsten Probleme zu bewältigen haben. Auch Krankheit und Tod sind Teil des Lebens.

Menschen mit psychischen Erkrankungen leiden unter Depressionen, Ängsten, körperlichen Symptomen, ihrem Aussehen und ihrer Figur, sie hören Stimmen oder fühlen sich verfolgt, sie leiden unter ihren Partnerschaften, ihren Chefs oder ihrer Einsamkeit. Sie wollen jedoch nicht leiden. Viele fühlen sich sogar von ihrem Leid bedroht, weil es zu ihrem Wunsch nach Wohlbefinden vermeintlich in Widerspruch steht. Auch wenn es also nicht angenehm ist, so ist es trotzdem „normal", dass wir Menschen hin und wieder oder aber auch über längere Zeit hinweg leiden. Es ist letztlich eine Tatsache, die wir akzeptieren müssen, weil Leid meistens nicht sofort und manchmal sogar gar nicht veränderbar ist.

Viele Menschen kämpfen jedoch gegen ihr Leid an und auch Patienten mit psychischen Erkrankungen tun in der Regel alles erdenklich Mögliche, um es „loszuwerden" und ihre Schwächen „auszumerzen". Sie kritisieren sich selbst, sie versuchen, ihr Leid und die Gefühle, die damit einhergehen, zu unterdrücken, sie ziehen sich zurück, essen zu viel oder betrinken sich, um ihre Gefühle zu regulieren. Es fällt ihnen nicht leicht, das Negative anzunehmen, und sie haben oftmals nicht gelernt, sich selbst in solchen Situationen zu unterstützen. So geraten sie häufig in einen Teufelskreislauf aus negativen Gefühlen und der Anwendung kurzfristig hilfreicher, langfristig jedoch oft schädlicher Strategien. Das Problem ist, dass dieser Kreislauf Leid und auch psychische Erkrankungen langfristig aufrechterhält. Was Menschen mit psychischen Erkrankungen also eigentlich als Erstes brauchen, ist eine verstärkte Akzeptanz und Toleranz gegenüber diesen leidvollen Aspekten ihres Lebens, um sie dann anschließend verändern zu können.

Mitgefühl in Situationen des Leids kann zu einer verstärkten Akzeptanz und Toleranz der negativen Aspekte des Lebens und seiner selbst beitragen. Mitfühlend zu sein bedeutet, Leid wahrzunehmen, anzuerkennen und den Wunsch zu entwickeln, den Leidenden in dieser Situation zu unterstützen und ihm zu helfen. Dabei kann es sich um die eigene Person handeln, aber auch um andere. Mitgefühl bedeutet, den Leidenden zu verstehen, zu trösten, zu beruhigen, da zu sein, so wie eine Mutter für ihr Kind da ist, wenn es ihm nicht gut geht. Im vorliegenden Buch soll es darum gehen, wie wir unseren Patienten helfen können, sich selbst und anderen gegenüber in Situationen des Leids mehr Mitgefühl entgegenzubringen und leidvolle Erfahrungen besser annehmen zu können, um sie dann anschließend besser verändern zu können.

Der Fokus des vorliegenden Buchs liegt darauf, mitgefühlsorientierte Interventionen vorzustellen, die gut in das kognitiv-verhaltenstherapeutische Grundkonzept integriert werden können. Sie stellen eine passende Ergänzung zu den eher lösungsorientierten Techniken der kognitiven Verhaltenstherapie (KVT) dar und sollten deshalb nicht als alleinige therapeutische Maßnahme betrachtet werden. Sowohl während meiner eigenen praktischen Tätigkeit als Psychotherapeutin als auch im Rahmen eigener Forschung zum Thema Selbstmitgefühl und Emotionsregulation bei Depression und Bulimie konnte ich feststellen, dass sich der mitgefühlsorientierte Ansatz gut mit der KVT verbinden lässt. Ich lernte das Konzept während meiner Promotion im Rahmen eines Projekts zur Evaluation des Trainings emotionaler Kompetenzen (TEK; Berking, 2010) bei Patienten mit Depression kennen. Eine der sieben emotionalen Kompetenzen, die den Patienten im TEK vermittelt werden, ist die effektive Selbstunterstützung und Teil dieser effektiven Selbstunterstützung ist Mitgefühl mit sich selbst. Persönlich gefiel mir das Konzept von Anfang an. Darüber hinaus stellte ich während meiner therapeutischen und wissenschaftlichen Arbeit fest, dass Patienten sehr gut von mitgefühlsorientierten Interventionen profitieren. Zum einen gab es viele positive Rückmeldungen zum Konzept. Zum anderen merkte ich, dass Patienten durch mitgefühlsorientierte Bilder, Stühle-Arbeit oder aber auch Briefeschreiben bei ihrem emotionalen Leid ankommen, es besser spüren, zulassen und annehmen können und im Anschluss besser auf ihre emotionalen Bedürfnisse eingehen können. Das Annehmen des Leids durch Mitgefühl ermöglicht eine bessere Emotionsregulation und erleichtert die Anwendung eher veränderungsorientierter kognitiv-verhaltenstherapeutischer Interventionen, die beispielsweise bei stark negativem Affekt oder starken kognitiven Verzerrungen nicht immer wirksam sind.

Im Rahmen dieses Buchs wird es zunächst um theoretische und empirische Grundlagen zu Mitgefühl gehen. Nach einer Darstellung dessen, was Mitgefühl ist und was nicht, folgen Beschreibungen zu einem mitgefühlsorientierten Störungsmodell sowie der Wirkungsweise von Mitgefühl. Empirische Befunde zu Korrelaten und Auswirkungen von Mitgefühl und einer Steigerung desselbigen werden nachfolgend dargestellt. Im Anschluss folgen eine Erläuterung der Ziele und spezifischen Indikationsbereiche mitgefühlsorientierter Interventionen sowie eine Beschreibung von Möglichkeiten zur Erfassung von Mitgefühl durch den Einsatz von Fragebögen. Schließlich wird im praktischen Teil dargestellt, wie sich mitgefühlsfokussierte Interventionen mit bestehenden psychotherapeutischen und medikamentösen Behandlungsverfahren kombinieren lassen, wie Mitgefühl und Mitfreude, ein artverwandtes Konzept, anhand unterschiedlicher Interventionen gesteigert werden können, welche Probleme beim Patienten und beim Therapeuten während des Einsatzes mitgefühlsorientierter Techniken auftreten können und wie damit umgegangen werden kann. Zuletzt wird ein grober Überblick über bestehende Interventionsansätze zur Förderung von Mitgefühl im Einzel- und Gruppensetting und deren Effektivität gegeben.

Danksagung

Ich möchte mich bei Matthias Berking bedanken, durch den ich das Konzept Selbstmitgefühl überhaupt erst kennengelernt habe und der meine Dissertation zum Thema betreut hat. Vielen lieben Dank auch an meine Kolleginnen und Freundinnen, die das ganze Manuskript oder Teile davon gelesen und mir Rückmeldung und hilfreiche Anregungen gegeben haben: Franziska Schmahl, Caroline Schwartz, Sabina Glaser und Mareike Kirchner. Mein Dank gilt auch den Mitarbeiterinnen und Mitarbeitern des Hogrefe Verlages, allen voran meiner Lektorin Susanne Weidinger, für ihre Unterstützung und das Vertrauen in das Projekt. Am meisten möchte ich mich jedoch bei meinem Mann bedanken, der mich in vielerlei Hinsicht jederzeit unterstützt hat, und bei meiner Familie und Freunden für ihren Rückhalt und ihr Verständnis, wenn ich aufgrund des Buchs oft keine Zeit für sie hatte.

München, Mai 2016 Alice Diedrich

1 Beschreibung von Mitgefühl

1.1 Definitionen von Mitgefühl

Das englische Wort für Mitgefühl, „compassion", stammt vom Lateinischen ab und bedeutet übersetzt „Mitleiden". Im Duden wird Mitgefühl definiert als „Anteilnahme am Leid, an der Not [...] anderer" (2014). Es gibt bisher jedoch keine einvernehmliche Definition von Mitgefühl und von Selbstmitgefühl (Gilbert, 2013a). Beide Konzepte wurden bereits aus einer Vielzahl von Perspektiven, u. a. aus einer evolutionären, buddhistischen und kognitiv-affektiv-neurowissenschaftlichen Perspektive heraus betrachtet und definiert.

Goetz, Keltner und Simon-Thomas (2010) betrachten Mitgefühl beispielsweise aus einer evolutionären Perspektive heraus. Sie ordnen Mitgefühl in eine Gruppe von mitgefühlsverwandten Zuständen (Zuneigung, Empathie, Mitleid) ein und verstehen unter Mitgefühl ein evolutionär begründetes, angeborenes affektives Erleben, dessen primäre Funktion es ist, das menschliche Miteinander zu stärken und den Schutzbedürftigen und Leidenden zu helfen. Ihnen zufolge hat sich Mitgefühl in der Evolution durchgesetzt, da es sich im Rahmen der Versorgung von Nachwuchs als wichtig herauskristallisiert hat, was zur bevorzugten Auswahl von mitfühlenden Partnern bei der Fortpflanzung geführt hat.

Gilbert (2013a) versteht unter Mitgefühl eine Reihe evolutionär bedingter Gefühle, Gedanken und Verhaltensweisen, die auf „nährende Zuwendung, Umsorgen, Beschützen, Retten, Lehren, Führen, Anleiten, Betreuen, Besänftigen sowie [Akzeptieren] abzielen" (S. 141), mit dem Zweck, Sicherheit zu vermitteln und die Gefühle des Leidenden zu regulieren (Gilbert, 1989; Spikins, Rutherford, & Needham, 2010). Im sogenannten Mitgefühlskreis fasst er Mitgefühl zusammen als Summe von mitfühlenden Eigenschaften wie Einfühlungsvermögen, Toleranz gegenüber Leid, Empathie, Nicht-Urteilen, Sorge um das Wohlergehen und Sensibilität, sowie mitfühlenden Fertigkeiten, welche mitfühlende Aufmerksamkeit, Vorstellungen, Denken, Handeln, Empfinden und Fühlen umfassen (Gilbert, 2013a). Wichtig sei, dass mitfühlende Eigenschaften und Fertigkeiten von Wärme geprägt sind. Schließlich zählt Gilbert (2013a) (a) Güte, (b) Akzeptanz und Wärme, (c) Stärke, Kraft und Mut und (d) Weisheit zu den zentralen Eigenschaften eines mitfühlenden Menschen.

Im Buddhismus ist Mitgefühl Teil „der vier Unermesslichen" (Sanskrit [altindisch]: brahmaviharas) (Hangartner, 2013), vier durch Meditation zu kultivierende Geisteshaltungen sich selbst und anderen Menschen gegenüber. Diese Geisteshaltungen beinhalten neben *Mitgefühl* (Sanskrit: karuna), *liebende Güte*

(Sanskrit: maitri), *Mitfreude* (Sanskrit: mudita) und *Gleichmut* (Sanskrit: upeksa). Bei der *Mitgefühlsmeditation* bringt der Meditierende sich selbst und anderen in Situationen des Leids den Wunsch entgegen, frei von Leid zu sein. Bei der *Meditation der liebenden Güte* (Pali [verwandte Literatursprache des Sanskrit]: Metta) bringt er sich selbst und anderen innerlich den Wunsch entgegen, sicher, glücklich und gesund zu sein und mit Leichtigkeit zu leben. Bei der *Mitfreude-Meditation* bringt er sich selbst und anderen in Situationen des Glücks Freude entgegen. Das heißt, er nimmt positive Erfahrungen wahr, würdigt und genießt sie bei sich und anderen und ist dankbar dafür. Bei der *Meditation des Gleichmuts* beschäftigt sich der Meditierende schließlich mit dem Wunsch, er selbst und andere seien gelassen. Der buddhistischen Tradition zufolge werden die vier Unermesslichen in der Meditationspraxis abwechselnd berücksichtigt. Nach Germer (2013) und Neff (2011) kann man Mitgefühl und Mitfreude auch unter der liebenden Güte zusammenfassen, da man liebende Güte jederzeit geben und empfangen kann, Mitgefühl jedoch nur bei Leid und Mitfreude nur bei Glück.

Der Dalai Lama beschreibt Mitgefühl als Empfindsamkeit gegenüber Leid und als tiefen Wunsch, dieses zu lindern (Gyatso & Dzin-Rgya-Mtsho, 2002). Auch Wispé (1991) zufolge beinhaltet Mitgefühl, vom Leid anderer berührt zu sein, sich dem Leid und der Tatsache dessen, dass der andere leidet, zu öffnen und es nicht zu vermeiden, sodass Gefühle von Wärme entstehen können sowie der Wunsch, das Leid zu lindern. Mitgefühl beinhaltet nach Wispé (1991) auch Verständnis gegenüber denjenigen, die versagen oder Fehler machen, indem ihr Versagen als Teil der von allen Menschen geteilten Fehlbarkeit betrachtet wird.

Im Buddhismus betrachtet man die Zweiteilung zwischen Mitgefühl für sich selbst und andere als eine falsche Trennung zwischen dem Selbst und anderen (Neff, 2003b). Demzufolge besteht nach Neff (2011) Selbstmitgefühl analog Wispés (1991) Definition aus den folgenden drei bipolaren Konstrukten: (1) Achtsamkeit vs. Überidentifikation, (2) Selbstfreundlichkeit vs. Selbstkritik, (3) Gemeinsames Menschsein vs. Isolation. Unter Achtsamkeit (vs. Überidentifikation) versteht sie das interessierte Wahrnehmen und Annehmen von Leid im Gegensatz zu einer emotionalen Reaktivität auf das eigene Leid, welche sich in Form von Überidentifikation, Sorgen oder Grübeln über den eigenen Zustand äußern kann. Unter Selbstfreundlichkeit (vs. Selbstkritik) versteht sie eine warmherzige, fürsorgliche, verständnisvolle, geduldige, unterstützende, tröstende und beruhigende Reaktion sich selbst gegenüber im Gegensatz zu Selbstverurteilung bei Schwierigkeiten und Rückschlägen. Unter dem gemeinsamen Menschsein (vs. Isolation) versteht sie die Erkenntnis, dass Versagen, Unzulänglichkeiten sowie das Begehen von Fehlern Teil der menschlichen Natur sind, welche alle Menschen miteinander verbindet. Darüber hinaus beinhaltet das gemeinsame Menschsein die Annahme, dass alles, was geschieht, Resultat eines komplexen Gefüges von Ursache und Wirkung ist und nur bedingt unter der Kontrolle der Menschen liegt, was schambesetzter Isolation entgegenwirken kann. Laut Weissman und Weissman (1996) ist Selbstmitgefühl ein starkes und warmes Gefühl der Empathie sich selbst gegenüber in Situationen des Leids, welches verbunden ist mit dem Wunsch, sich selbst zu helfen.

Bornemann und Singer (2013) nehmen eine kognitiv-affektiv-neurowissenschaftliche Perspektive von Mitgefühl ein. Ihnen zufolge ist Mitgefühl eine mentale Disposition, die aus dem Zusammenspiel interospektiv-interozeptiver *(Präsenz)*, kognitiver *(Perspektive)* und affektiver *(Affekt)* Komponenten besteht. Die Komponenten sind zwar angeboren, jedoch trainierbar. Außerdem sind sie mit der Aktivierung unterschiedlicher Gehirnareale assoziiert (vgl. Abb. 1).

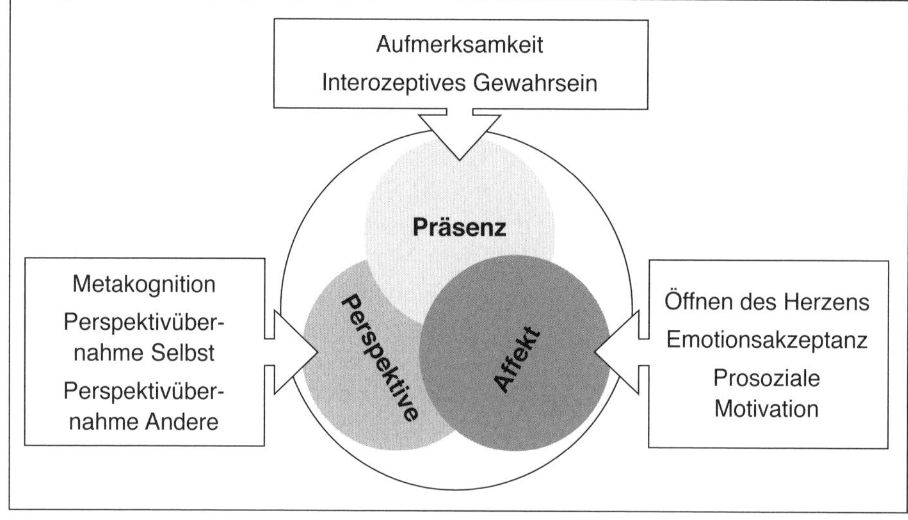

Abbildung 1: Das ReSource-Modell des Mitgefühls (aus Bornemann & Singer, 2013)

Der interospektiv-interozeptive Bereich beinhaltet die Fähigkeit, die eigene Aufmerksamkeit von äußeren Ereignissen auf gegenwärtige innere emotionale, kognitive und körperliche Ereignisse zu richten. An diesem Bereich sind fronto-parietale Netze und die Insula beteiligt. Der kognitive Bereich, welcher auch mit der Aktivierung fronto-partietaler Netze assoziiert ist, beinhaltet die Fertigkeiten, eine Beobachterperspektive auf die eigenen Gedanken einzunehmen (Metakognition), verschiedene Aspekte des „Selbst" bewusst wahrzunehmen, sowie die Perspektive anderer Menschen zu verstehen. Der affektive Bereich umfasst die Erzeugung sowie Akzeptanz von Gefühlen der Liebe, der Wärme und des Wohlwollens sowie prosoziale Motivation und hängt mit der Aktivierung somatosensorischer, interozeptiver und limbischer Gehirnareale zusammen. Die interospektiv-interozeptive und kognitive Komponente können als Voraussetzung für die affektive Komponente betrachtet werden.

Während Mitgefühl aus der evolutionären Perspektive heraus also als eine evolutionäre, angeborene Fertigkeit zum Wahrnehmen und Verstehen von Leid und zum Entgegenbringen von Anteilnahme, Wärme, Akzeptanz und Sicherheit auf verschiedenen Ebenen betrachtet wird, so wird in der buddhistischen Tradition neben dem perzeptiven und affektiven Aspekt von Mitgefühl der motivationale und intentionale Aspekt von Mitgefühl besonders betont. Die kognitiv-affektiv neurowissenschaftliche Perspektive ergänzt beide Sichtweisen um eine neurowissenschaftliche Basis. Jinpa Langri und Weiss (2013) verstehen Mitgefühl im umfassenden Sinn als einen multidimensionalen Prozess mit den folgenden Bestandteilen:

1. Wahrnehmung von Leid (kognitiv/empathisch);
2. mitfühlende Anteilnahme sowie emotionales Berührtsein (affektiv);
3. Wunsch, eine Linderung dieses Leids zu erleben (intentional);
4. Bereitschaft, zur Linderung des Leids beizutragen (motivational).

Insgesamt ist das Bild von Mitgefühl noch recht diffus und es zeigt sich, dass noch Uneinigkeit dahingehend besteht, was Mitgefühl eigentlich genau ist und welche Aspekte Teil von Mitgefühl sind und welche nicht.

1.2 Streitpunkte und zusammenfassende Definition

Der Definition von Neff (2003a) zufolge ist Achtsamkeit gegenüber dem eigenen Leid ein wesentlicher Bestandteil von Selbstmitgefühl. Auch Bornemann und Singer (2013) sehen im achtsamen Wahrnehmen innerer Prozesse einen Aspekt von Mitgefühl. Gilbert (2013a) hingegen betrachtet Achtsamkeit gegenüber neutralen Stimuli und den eigenen leidvollen Erfahrungen als eine Voraussetzung der Aktivierung von Mitgefühl, nicht jedoch als Bestandteil von Mitgefühl. Schließlich wird Mitgefühl auch als Teil von Achtsamkeit beschrieben. Grossman (2013) ist beispielsweise der Auffassung, dass die Fokussierung auf oft unkontrollierbare und/oder negative eigene geistige und körperliche Prozesse mitfühlende Eigenschaften wie Mut, Güte, Geduld, Großzügigkeit und Vertrauen voraussetzt und gleichzeitig stärkt.

Achtsamkeit beinhaltet die aufmerksame Wahrnehmung gegenwärtiger innerer und äußerer Erfahrungen mit Offenheit, Neugierde, Akzeptanz und Güte (Kabat-Zinn, 1990, 1994). Achtsamkeit besteht aus drei Elementen: Innehalten, Beobachten, Zurückkehren (Germer, 2013). Innehalten heißt, Aktivitäten zu verlangsamen, z. B. indem man erst einmal tief durchatmet. Beobachten bedeutet, einem bestimmten Objekt Aufmerksamkeit entgegenzubringen und es zu benennen. Zurückkehren bedeutet, nach Abschweifungen wieder zum Objekt der Aufmerksamkeit zurückzukommen.

Aus einer theoretischen Perspektive heraus ist es sinnvoll, die achtsame Neuausrichtung der eigenen Aufmerksamkeit auf neutrale Stimuli während leidvoller Situationen sowie die achtsame Wahrnehmung der leidvollen Erfahrungen als eine Voraussetzung dafür zu betrachten, auf Leid mit Mitgefühl zu reagieren – unabhängig davon, ob es sich um das eigene Leid oder das anderer handelt (Gilbert, 2013a). Achtsamkeit auf neutrale Stimuli kann Patienten helfen, „Ruhe ins System zu bringen", d. h. starke Emotionen in ihrer Intensität reduzieren, und somit die Aktivierung von Mitgefühl erleichtern (Berking, 2010). Achtsamkeit gegenüber den eigenen leidvollen Erfahrungen kann ihnen ermöglichen, ihr Leid und ihre Verletzung wahrzunehmen und sich hierfür Mitgefühl, Verständnis und Trost zukommen zu lassen (Neff, 2011). Sich bewusst zu machen, dass sie leiden und es ihnen emotional nicht gut geht, ist eine Voraussetzung dafür, dass sie sich Mitgefühl und Verständnis entgegenbringen können (Brach, 2003). Wenn sich Patienten selbst zugestehen, dass sie leiden, können sie freundlich mit sich umgehen und versuchen sich zu helfen, wenn sie nicht leiden möchten. Durch Achtsamkeit auf das emotionale Leid können Patienten mehr zu sich selbst zurückkommen und sich gedanklich von Auslösern des Leids, der Umwelt oder Beziehungen entfernen. Das aufmerksame Wahrnehmen der „Wunden" sowie das Anerkennen dieser „Wunden" ermöglicht ihnen, zu erkennen, was sie in dem Moment wirklich brauchen und sich darum zu kümmern, dass sie bekommen, was sie brauchen (Brach, 2003; Germer, 2013). Achtsamkeit bedeutet dementsprechend auch, sich selbst Aufmerksamkeit zu schenken und auf das zu hören, was unsere Gefühle und unser Körper uns über unsere Wünsche sagen (Brach, 2003). Achtsame Neuorientierung und achtsames Fokussieren auf das eigene Leid können also als wesentliche Voraussetzung von Mitgefühl betrachtet werden. Nichtsdestotrotz ist einzuräumen, dass die Frage, ob Achtsamkeit Teil von Mitgefühl ist oder nicht, auch davon abhängt, ob man eine enger oder weiter gefasste Definition von Mitgefühl heranzieht.

Darüber hinaus bringen sowohl Gilbert (2013a) als auch Weissman und Weissman (1996) Mitgefühl in Zusammenhang mit Empathie. Gilbert (2013a) betrachtet Empathie als einen Teil von Mitgefühl, nach der Definition von Weissman und Weissman (1996) ist Mitgefühl ein „Gefühl der Empathie". Empathie bedeutet, dass wir nachvollziehen können, wie unser Gegenüber denkt und fühlt. Damit schließt Empathie sowohl die kognitive Fähigkeit zur Perspektivübernahme mit ein (Davis & Franzoi, 1991; Hogan, 1969) als auch die affektive Fähigkeit, sich von Gefühlen anderer „anstecken" zu lassen (Levenson & Ruef, 1992; Zahn-Waxler & Radke-Yarrow, 1990). Da Mitgefühl neben der kognitiven Perspektivübernahme in den meisten Definitionen auch die Motivation und Intention zu helfen sowie die tatsächliche Umsetzung prosozialen Verhaltens aus einer inneren Stärke heraus umfasst, ist Mitgefühl mehr als Empathie. Klimecki, Ricard und Singer argumentieren darüber hinaus in sehr nachvollziehbarer Weise, dass Mitgefühl nicht nur mehr ist als Empathie, sondern sich hiervon auch inhaltlich unterscheidet. Sie postulieren, dass Mitgefühl eher positive Gefühle der Wärme und Anteilnahme umfasst, während Empathie aus dem Mitfühlen mit dem Leid anderer, aus dem „Teilen" des Leids, besteht. Das heißt, der empathische Mensch empfindet die Gefühle seines leidenden Gegenübers, der mitfühlende Mensch ist sich der negativen Gefühle des Gegenübers bewusst, empfindet jedoch primär Wärme, Güte und Fürsorge für das Gegenüber. Dementsprechend kann Empathie auch eher zu Erschöpfungszuständen führen, wohingegen Mitgefühl sich aufgrund seiner Assoziation mit positiven Gefühlen als Strategie zur Stärkung der Resilienz bei negativen Erfahrungen eignet (Klimecki, Ricard & Singer, 2013). Übereinstimmend mit diesen theoretischen Überlegungen zeigen neurowissenschaftliche Studien, dass Empathie eher von negativem Affekt und stärkeren Aktivierungen in neuronalen Arealen begleitet wird, die am negativen Affekt und an der Schmerzempathie beteiligt sind (Klimecki, Leiberg, Lamm & Singer, 2013; Klimecki, Leiberg, Ricard & Singer, 2014; Lamm, Decety & Singer, 2011). Mitgefühl dagegen stärkt auch positiven Affekt, prosoziale Motivation und prosoziales Verhalten sowie neuronale Aktivität, die mit Zugehörigkeit, Liebe und positiven Emotionen verbunden ist (Klimecki, Leiberg, Lamm et al., 2013; Klimecki, Leiberg, Ricard et al., 2014; Lamm et al., 2011). Nichtsdestotrotz schließt Mitgefühl das kognitive Verstehen der Perspektive des Leidenden und der Ursachen des Leids mit ein.

Die meisten Autoren sind sich einig darin, dass Mitgefühl eine affektive Komponente hat (Gilbert, 2013a; Goetz et al., 2010; Wispé, 1991). Manche Autoren stellen dies jedoch auch infrage. Ekman und Gyatso (2008) vertreten beispielsweise die Auffassung, dass Mitgefühl im Gegensatz zu Emotionen, die von alleine kommen und gehen würden, eine überdauernde Eigenschaft sei, die kultiviert werden müsse. Bornemann und Singer (2013) unterscheiden „zwischen einer engeren Vorstellung von Mitgefühl als einer zeitlich begrenzten Emotion (Gefühl der Anteilnahme) und Motivation (der Wille, das Leid zu lindern) sowie einer weiter gefassten Vorstellung von Mitgefühl als einer Lebenseinstellung. Für die Annahme dessen, dass Mitgefühl tatsächlich eine affektive Komponenten integriert, spricht jedoch, dass beim Praktizieren von Mitgefühl Gehirnareale aktiviert werden, die mit Zugehörigkeit, Liebe und positiven Emotionen verbunden sind (Klimecki, Leiberg, Lamm et al., 2013; Klimecki, Leiberg, Ricard et al., 2014; Lamm et al., 2011). Darüber hinaus wird immer wieder betont, dass die Aktivierung der emotionalen Seite von Mitgefühl wesentlich ist, um positive Effekte auf das menschliche Wohlergehen zu generieren (Gilbert, 2013a; Rosenberg & Cullen, 2013). So betont Gilbert (2013a) wiederholt, dass es wichtig ist, Mitgefühl mit Wärme zu vermitteln. Wärme beinhaltet nach Gilbert (2013a) (1) verbale und non-verbale Signale von Interesse und Zuwendung, (2) das Entgegenbringen positiver Gefühle und (3) das Schaffen von Vertrauen und Sicherheit. Aus einer psychotherapeutischen Perspektive heraus betrachtet, ist es also sinnvoll, anzunehmen, dass Mitgefühl eine emotionale Seite involviert.

Schließlich wird Selbstmitgefühl auch mit positiver Selbstwertschätzung und Selbstakzeptanz in Zusammenhang gebracht. Insgesamt kann konstatiert werden, dass Selbstmitgefühl weder Selbstwertschätzung noch Selbstakzeptanz entspricht. Seit den 1990er Jahren unterscheidet man zwischen der bedingten und der unbedingten Selbstwertschätzung (Baumeister, Smart & Boden, 1996; Deci & Ryan, 1995; Kernis, 2003). Die bedingte Selbstwertschätzung entspricht der Beurteilung seiner selbst als wertvoll und kompetent im Vergleich zu gesetzten Standards und/oder im Vergleich zu anderen Lebensbereichen, die man zuvor selbst als wertvoll definiert hat (Deci & Ryan, 1995; James, 1890; Neff & Germer, 2013b). Bedingte Selbstwertschätzung entsteht auch aus der subjektiv wahrgenommenen, positiven Bewertung durch andere (Cooley, 1902). Unter unbedingter Selbstwertschätzung versteht man ein Gefühl der Selbstsicherheit, welches nicht auf Zielerreichung und Vergleichen basiert (Deci & Ryan, 1995). In ähnlicher Weise versteht Rogers (1961) unter der „bedingungslosen positiven Wertschätzung“ eine nicht verurteilende, freundliche und fürsorgliche Einstellung zu sich selbst, welche dem Individuum erlauben soll, offener gegenüber jeglichen Selbstanteilen zu werden und sich selbst mehr so zu akzeptieren, wie man ist. Damit besteht auch Ähnlichkeit zu weiteren Konzepten der Selbstakzeptanz aus der humanistischen Psychologie. Beispielsweise gibt es Parallelen zu Maslows (1968) sogenannter „B-Sichtweise gegenüber sich selbst“, einer nicht verurteilenden, vergebenden, liebenden Akzeptanz seiner selbst und seines Lebens, oder zu Ellis' (1993) Konzept der „bedingungslosen Selbstakzeptanz“, welche Toleranz und Vergeben gegenüber eigenen Schwächen, Unsicherheiten und Begrenzungen fördern soll. Bedingungslose Selbstwertschätzung und Selbstakzeptanz sind sich konzeptuell also sehr ähnlich. Neben der bedingten Selbstwertschätzung und der bedingungslosen Selbstwertschätzung bzw. Selbstakzeptanz wird in der Literatur auch vom globalen Selbstwert gesprochen, der jedoch im Wesentlichen der bedingten Selbstwertschätzung entspricht (Neff & Vonk, 2009).

Selbstwertschätzung und Selbstmitgefühl ähneln sich darin, dass beide Konzepte mit positiven Gefühlen sich selbst gegenüber assoziiert sind (Neff & Vonk, 2009). Unterschiede zwischen globaler (bedingter) Selbstwertschätzung und Selbstmitgefühl bestehen jedoch darin, dass Selbstmitgefühl nicht wie Selbstwertschätzung auf kognitiven Urteilen und Vergleichen basiert. Selbstmitgefühl beinhaltet einen von Bedingungen unabhängigen warmen und unterstützenden Umgang mit sich selbst in leidvollen Situationen. Empirisch ist zwar nachgewiesen, dass

Selbstmitgefühl und die bedingte Selbstwertschätzung miteinander zusammenhängen, die geringe Stärke des Zusammenhangs deutet jedoch darauf hin, dass es sich trotz bestehender Gemeinsamkeiten insgesamt um unterschiedliche Konstrukte handelt (Leary, Tate, Adams, Allen & Hancock, 2007; Neff & Vonk, 2009). Darüber hinaus unterstützen Befunde, die zeigen, dass Selbstmitgefühl und bedingte Selbstwertschätzung wiederum mit unterschiedlichen Konstrukten zusammenhängen, dass es sich um unterschiedliche Konzepte handelt. Beispielsweise korreliert Selbstmitgefühl negativ mit Ängsten, Ärger und Katastrophisieren, Selbstwert jedoch nicht. Schließlich zeigt die Forschung, dass Selbstmitgefühl auch dann noch mit verschiedenen Indikatoren psychischer Gesundheit, wie z. B. Gelassenheit, Glück, Optimismus und positivem Affekt, korreliert, wenn Selbstwert statistisch kontrolliert wird (Leary et al., 2007; Neff & Vonk, 2009). Das heißt, selbst wenn man die Überschneidung von Selbstwert und den anderen Variablen aus dem Zusammenhang zwischen Selbstmitgefühl und den anderen Variablen herausrechnet, korreliert Selbstmitgefühl immer noch mit diesen Variablen. Insgesamt kann also sowohl aus einer theoretischen als auch empirischen Perspektive heraus bestätigt werden, dass Selbstmitgefühl und globale bzw. bedingte Selbstwertschätzung nicht identisch sind.

Selbstmitgefühl unterscheidet sich jedoch nicht nur von bedingter Selbstwertschätzung, sondern auch von unbedingter Selbstwertschätzung und Selbstakzeptanz. Zwar gibt es Autoren, die davon ausgehen, dass Akzeptanz und Toleranz gegenüber dem eigenen Leid und der eigenen Person Teil von Mitgefühl sind (Germer, 2013; Gilbert, 2010, 2013a; Neff, 2003b), jedoch sind diese Autoren auch der Auffassung, dass Selbstmitgefühl mehr ist als Akzeptanz. So geht Neff (2003a) beispielsweise davon aus, dass Selbstmitgefühl neben Selbstfreundlichkeit auch Achtsamkeit und das gemeinsame Menschsein beinhaltet. Eine genaue Analyse beider Konstrukte lässt einen jedoch erkennen, dass Mitgefühl und Akzeptanz zwar eng miteinander zusammenhängen (Brach, 2003; Diedrich, Burger, Kirchner & Berking, 2015; Finlay-Jones, Rees & Kane, 2015), sich jedoch nicht entsprechen (Neff, Hsieh & Dejitterat, 2005). Mitgefühl ist von Wärme und Aktivität gekennzeichnet (z. B. Weissman & Weissman, 1996). Es beinhaltet das Wahrnehmen von Leid, das Entgegenbringen von Wärme und den aktiven Wunsch, Leid zu reduzieren. Akzeptanz ist im Vergleich zu Mitgefühl in der Qualität rationaler und passiver. Darüber hinaus unterscheiden sich beide Konzepte hinsichtlich des Fokus und des Ziels der Anwendung. Während Selbstakzeptanz auf die Akzeptanz von Schwächen, Defiziten, Unzulänglichkeiten und Fehlern ausgerichtet ist, fokussiert Selbstmitgefühl auf die Unterstützung seiner selbst während des Erlebens von Leid aufgrund dieser Unzulänglichkeiten. Es geht bei Selbstmitgefühl also zumindest nicht primär und im eigentlichen Sinn um die Akzeptanz dieser Schwächen, sondern um die Anteilnahme am daraus entstandenen Leid. Diese Anteilnahme führt sekundär zu mehr Akzeptanz der Schwächen, sie ist jedoch nicht mit Akzeptanz gleichzusetzen (Diedrich et al., 2015; Finlay-Jones et al., 2015).

Fazit:

Bisher gibt es keine einheitliche Definition von Mitgefühl. Zusammenfassend könnte man unter Mitgefühl jedoch eine evolutionär begründete, angeborene, prozessuale Disposition verstehen, sich selbst und anderen in leidvollen Situationen emotionale Wärme und Unterstützung entgegenbringen zu können. Voraussetzung von Mitgefühl ist die achtsame Wahrnehmung von Leid. Aus klinisch-psychologischer Perspektive ist es sinnvoll, anzunehmen, dass sich Mitgefühl auf vier verschiedenen Prozessebenen äußert.

1. *Kognitive Ebene:* Verstehen der Perspektive des Leidenden und der Ursachen des Leids.
2. *Affektive Ebene:* Gefühle der Wärme und Anteilnahme gegenüber dem Leidenden.
3. *Motivationale und intentionale Ebene:* Wunsch und Vorhaben, Leid aus eigener Kraft zu verringern.
4. *Verhaltensebene:* Helfen, Leid zu reduzieren.

1.3 Mythen zu Mitgefühl

Wenn man sich mit dem Thema Mitgefühl beschäftigt, wird man immer wieder mit falschen Vorstellungen in Bezug auf das Konzept konfrontiert, sowohl auf Therapeuten- als auch auf Patientenseite. Diese Missverständnisse können zu Vorbehalten gegenüber dem Konzept führen. Im Folgenden werden deshalb typische Mythen in Bezug auf Mitgefühl und Selbstmitgefühl vorgestellt und es wird erläutert, inwiefern es sich bei diesen Vorstellungen um Vorurteile handelt.

„Mitgefühl und Selbstmitgefühl ist etwas für Buddhisten, Hippies und Esoteriker"

Häufig wird Mitgefühl mit bestimmten geistlichen, religiösen und spirituellen Strömungen in Verbindung gebracht, wie dem Buddhismus, dem Christentum, New-Age und der Esoterik (Singer & Bolz, 2013). Tatsächlich ist es auch so, dass alle fünf Weltreligionen Mitgefühl als „goldene Regel" betrachten, die den Gläubigen in Kontakt mit dem Transzendenten, also z. B. Gott oder dem Nirwana, bringt (Armstrong, 2012) und tatsächlich spielt die Förderung von Mitgefühl in allen Religionen, insbesondere aber im Buddhismus, eine zentrale Rolle. Nichtsdestotrotz kann Mitgefühl völlig unabhängig von jeglichen religiösen und/oder spirituellen Anschauungen praktiziert werden. Es ist nicht notwendig, esoterisch zu denken oder religiös zu sein, um von dieser Methode zu profitieren (Germer, 2013), denn es handelt sich bei Mitgefühl letztlich um ein evolutionärbiologisches Konzept, welches allen Menschen gemein ist (Singer & Bolz, 2013). Tania Singer (2013) äußert sich in einem Interview mit der WELT folgendermaßen zu diesem Vorurteil:

> Mitgefühl klingt bisweilen so ein bisschen christlich. Doch wenn man erkennt, dass Mitgefühl mitunter auch Systeme aktiviert, die auch jede Ratte hat, dann wird das Thema entmystifiziert. [… Mitgefühl] ist überlebenswichtig und sowohl bei Menschen als auch Tieren angelegt. Mitgefühl ermöglicht uns Kooperation, menschliches Miteinander und die Sorge für das Ganze. […] Das ist überhaupt nicht spirituell oder religiös. Es geht hier in seiner ganz rudimentären Form um ein biologisch verankertes Motivationssystem, das wichtig für unser Überleben ist.

Mitgefühl kann einem also durchaus im Rahmen einer Religionspraxis oder einer spirituellen Strömung vermittelt werden, es ist jedoch nicht notwendig und sollte auch unabhängig hiervon betrachtet werden können.

„Mitgefühl und Selbstmitgefühl ist etwas für Schwächlinge"

Eine weitere verbreitete Vorstellung ist, dass es schwach oder weich ist, wenn man mitfühlend ist. Die Fähigkeit, mit dem eigenen Leid sowie dem anderer in Kontakt zu treten, sich damit auseinanderzusetzen und dafür Verantwortung zu übernehmen, erfordert jedoch viel Stärke und Mut (van den Brink & Koster, 2013; Salzberg, 1995). Leichter wäre es, negative Gefühle sofort nach der Entstehung mit dysfunktionalen Strategien zu unterdrücken, wie beispielsweise dem Konsum von Alkohol oder Drogen (Gilbert, 2013a). Mitgefühl macht Menschen resilienter gegenüber leidvollen Erfahrungen. Darüber hinaus kann Mitgefühl auch bedeuten, sich selbst und anderen Grenzen zu setzen, also auch durchaus Härte zu zeigen. Damit übereinstimmend zeigt auch die bisherige Forschung, dass Selbstmitgefühl positiv mit der Fähigkeit, nein zu sagen, (Barnard & Curry, 2011) und negativ mit sozialer Erwünschtheit (Neff, 2003b) zusammenhängt.

„Mitgefühl und Selbstmitgefühl sind dasselbe wie Mitleid und Selbstmitleid"

Ein weiteres häufiges Missverständnis in Bezug auf Mitgefühl und Selbstmitgefühl besteht darin, dass sie dasselbe seien wie Mitleid und Selbstmitleid (Germer, 2013). Die Konzepte unterscheiden sich jedoch wesentlich voneinander. Mitleid und Selbstmitleid gehen häufig mit Bedauern und Passivität einher (Berking, 2010). Mitgefühl und Selbstmitgefühl hingegen sind mit Aktivität und Verantwortungsübernahme assoziiert (Barnard & Curry, 2011; Neff, 2011). Sie umfassen den Wunsch, anderen bzw. sich selbst zu helfen, weshalb sie auch zu Gefühlen der Verbundenheit mit anderen führen (Neff, 2003a, b). Dies ist auch darauf zurückzuführen, dass Menschen mit Selbstmitgefühl sowohl ihr eigenes Leid als auch das der anderen sehen. Menschen mit Selbstmitleid hingegen neigen dazu, sehr vom eigenen Leid eingenommen zu sein, anstatt beobachtend, aus einer Distanz heraus mit Wärme und Stärke hierauf zu reagieren und auch das Leid anderer wahrzunehmen (Neff, 2011). Zu guter Letzt beinhaltet Mitleid, im Gegensatz zu Mitgefühl, Anteilnahme an jemandem, der eher als unterlegen wahrgenommen wird (Fiske, Cuddy, Glick & Xu, 2002). Mitgefühl und Mitleid sind also konzeptuell grundlegend voneinander unterscheidbar.

„Mitgefühl und Selbstmitgefühl sind (Selbst-)Verwöhnung“

Andere Menschen wiederum verwechseln Mitgefühl und Selbstmitgefühl mit einem Gutheißen eigentlich zu verändernder Zustände (Germer, 2013). Sie denken, mitfühlend zu sein bedeute, dass man jeglichen Fehler, jegliche Entgleisung oder Schwäche, jegliches Problem mit einem „Zuckerguss“ überzieht, die Realität verklärt oder leugnet und das Problem somit einfach hinnimmt, ohne daran zu arbeiten bzw. von anderen einzufordern, dass daran gearbeitet wird. Sie denken, dass sie oder andere durch Mitgefühl faul und/oder zügellos werden, würden nicht „das Beste aus sich rausholen“ und ihre Ziele nicht erreichen, sich nicht weiterentwickeln und stagnieren würden (Brach, 2003; Neff, 2011; van den Brink & Koster, 2013).

Mitgefühl bedeutet jedoch nicht, dass man jeglichen Fehler und jegliches Problem schönredet, sich selbst und andere verwöhnt, jedem Trieb nachgeht und keine Grenzen setzt (Brach, 2003). Im Gegenteil, wenn wir Mitgefühl aktivieren, nehmen wir unbefriedigte Wünsche, Leid, negative Gefühle, Fehler, eigenes Versagen und Unzulänglichkeiten bewusst wahr, ohne sie zu verklären, und reagieren dann mit Mitgefühl hierauf. Auf dieser Basis entscheiden wir dann, ob wir unbefriedigten Wünschen Grenzen setzen sollen oder nicht, ob und wie wir Probleme und Schwächen abbauen können und wie wir Fehler wieder gutmachen können (Barnard & Curry, 2011; van den Brink & Koster, 2013). Mitgefühl entspricht also nicht der Akzeptanz eigentlich zu verändernder Zustände und dient auch nicht als Entschuldigung dafür, zügellos zu sein, nicht an sich zu arbeiten und „sich auf die faule Haut zu legen“ bzw. dies bei anderen zu akzeptieren (Brach, 2003). Im Gegenteil, Mitgefühl trägt eher zur eigenen Weiterentwicklung und der anderer bei. Denn man kann mitfühlend sein und gleichzeitig Veränderungen sowie Wachstum anstreben (Barnard & Curry, 2011). Mitgefühl und Selbst- und Fremdkorrektur schließen sich also nicht gegenseitig aus.

„Selbstmitgefühl ist dasselbe wie Selbstverliebtheit“

Weiterhin denken manche Menschen, Selbstmitgefühl sei dasselbe wie Selbstverliebtheit und entspräche einer narzisstischen Tendenz (Germer, 2013). Sie sind der Auffassung, Mitgefühl sich selbst gegenüber sei egozentrisch oder selbstbezogen (Barnard & Curry, 2011; Germer, 2013; Neff, 2003a, 2011; van den Brink & Koster, 2013). Der Unterschied zwischen Selbstmitgefühl und Selbstverliebtheit besteht jedoch darin, dass mitfühlende Menschen sich selbst und anderen Zuneigung oder Liebe entgegenbringen, selbstverliebte Menschen jedoch primär sich selbst. Laut Duden (2014) ist man selbstverliebt, wenn man „von sich selbst angetan und naiv um sich selbst kreisend" ist. Selbstmitfühlende Menschen kreisen jedoch nicht nur um sich selbst und Selbstmitgefühl geht auch nicht mit der Bewertung seiner selbst als besonders einher. Ein mitfühlender Mensch bringt sich selbst und anderen Mitgefühl und Zuneigung entgegen, ohne dass er sich selbst oder andere dafür auf eine spezielle Art und Weise bewerten muss. Zuneigung, die mit Mitgefühl einhergeht, ist nicht an Bedingungen gekoppelt, wohingegen Selbstverliebtheit an die subjektive Bewertung seiner selbst als besonders positiv gekoppelt ist. Außerdem ist Mitgefühl nicht wie Selbstverliebtheit auf eine bestimmte Anzahl an Menschen begrenzt. Darüber hinaus impliziert Selbstmitgefühl, im Gegensatz zur Selbstverliebtheit, zumindest nach Neff (2003b) die Erkenntnis, dass alle Menschen Stärken und Schwächen haben und hierüber miteinander verbunden sind. Somit ist Selbstmitgefühl nicht mit einer selbstverliebten, egozentrischen Beschäftigung mit sich selbst zu verwechseln.

2 Mitgefühlsfokussiertes Störungsmodell und Wirkungsweise von Mitgefühl

2.1 Störungsmodell

Der mitgefühlsorientierte Interventionsansatz basiert auf der Annahme, dass menschliches Erleben und Verhalten durch unser Streben nach *Sicherheit*, nach *Anreizen* und nach *Bindung* gesteuert wird (Gilbert, 2013a; Kerzin, 2013; Kohut, 1971; Maslow, 1974). Diese Motive sind in unserem Gehirn verankert und evolutionär, genetisch und lebensgeschichtlich begründet (Gilbert, 2013a). In den letzten Jahren wurde aus der Forschung ein hilfreiches, wenn auch vereinfachtes Modell abgeleitet (Depue & Morrone-Strupinsky, 2005; LeDoux, 1998; Panksepp, 1998), welches genau diese Annahme integriert. Im Rahmen dieses Modells wird postuliert, dass unser Gehirn mindestens drei Systeme beinhaltet, welche auf der Basis evolutionär, genetisch und lebensgeschichtlich begründeter Motive an der Generierung und Regulation unserer Affekte beteiligt sind (Gilbert, 2013a). Da sie in der Evolution entstanden sind, werden bei der Aktivierung eines jeden Systems spezifische Emotionen und assoziierte Wahrnehmungen, Gedanken, Körperreaktionen, Impulse und Verhaltensweisen ausgelöst, die zum jeweiligen Zeitpunkt in der Entwicklungsgeschichte im Dienste unseres Überlebens standen und somit bestimmte Funktionen haben (van den Brink & Koster, 2013). Darüber hinaus werden sie auch von unterschiedlichen Teilen des Gehirns gesteuert, nämlich denjenigen, die zur jeweiligen Zeit in der Entwicklungsgeschichte die beste Anpassung an die Umweltanforderungen und somit den größten Überlebensvorteil boten (Darwin, 1859). Da die Weiterentwicklung des Gehirns auf früheren Entwicklungen aufbaut, integriert das heutige Gehirn alle Motivationssysteme, die sich im Laufe der Geschichte entwickelt haben (Panksepp, 1998). Je nach Umweltanforderung sind die Dienste der drei Systeme auch heute noch sinnvoll.

Im Spezifischen unterscheiden Depue und Morrone-Strupinsky (2005) das *Bedrohungs-Schutz-System*, das anreizgesteuerte *Antriebssystem* und das bindungsorientierte *Fürsorgesystem* (vgl. Abb. 2). Alle drei Systeme haben spezifische Funktionen und bei der Aktivierung eines jeden Systems werden spezifische Emotionen und assoziierte Wahrnehmungen, Gedanken, Körperreaktionen, Impulse und Verhaltensweisen ausgelöst, die in folgendem Abschnitt genauer dargelegt werden. Dennoch interagieren sie auch miteinander und können sich wechselseitig beeinflussen. Das heißt, dass die durch ein spezifisches System aktivierten Gefühle durch die Aktivierung eines anderen Systems und die damit verbundenen Gefühle beeinflusst werden können.

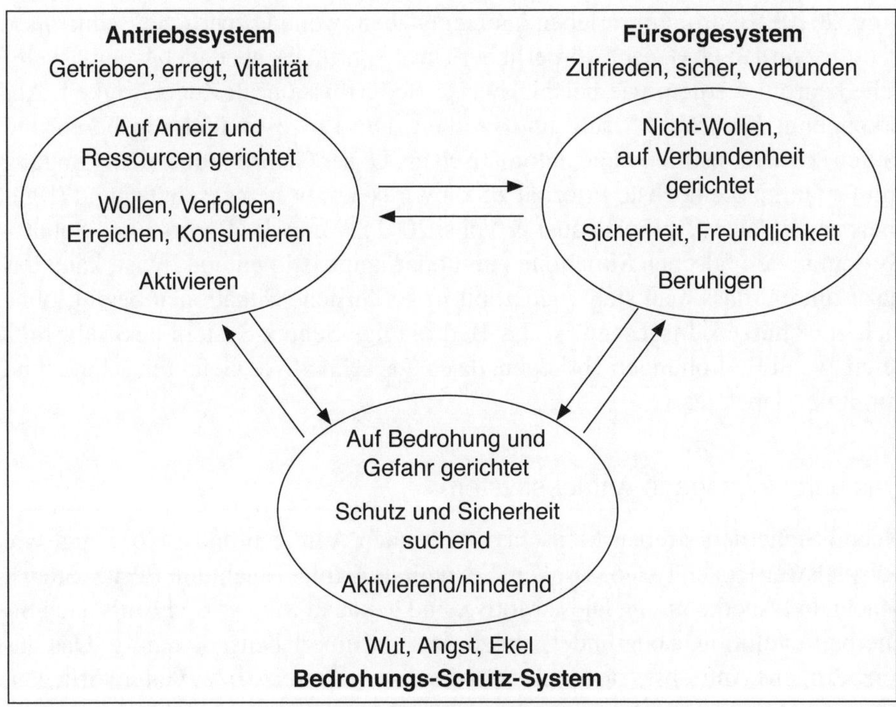

Abbildung 2: Drei Arten von Systemen zur Regulierung der Affekte (aus Gilbert, 2011)

2.1.1 Die drei Systeme zur Generierung und Regulierung von Affekten

Das Bedrohungs-Schutz-System

Das Bedrohungs-Schutz-System vermittelt uns, ob eine Bedrohung vorliegt oder nicht. Wenn eine Bedrohung vorliegt, wird es aktiviert. Es wird vom Reptiliengehirn (Hirnstamm) gesteuert. Dies ist der älteste Teil unseres Gehirns (van den Brink & Koster, 2013). Er ist zuständig für Ernährung, Kampf, Flucht und Fortpflanzung (Hanson & Mendius, 2010; MacLean, 1990). Wenn das System aktiviert wird, werden auch die Hypothalamus-Hypophysen-Nebennierenrindenachse und die Amygdala, das Stress- und Angstzentrum unseres Gehirns, aktiviert. Auf diesem Weg werden emotionale Stressreaktionen ausgelöst. Der Körper schüttet Cortisol und Serotonin aus und bereitet sich auf Kampf, Flucht oder Erstarren vor, beispielsweise mittels einer beschleunigten Atmung zur Versorgung der Muskeln mit Sauerstoff und muskulärer Anspannung. Die Aufmerksamkeit und Kognitionen sind auf Bedrohungen ausgerichtet (Brach, 2003; Berking, 2010). Bedrohungserleben kann entstehen, wenn körperliche Bedürfnisse bedroht werden (z. B. nach körperlicher Unversehrtheit), aber auch wenn psychische bedroht werden, wie beispielsweise Bedürfnisse nach Zugehörigkeit, Anerkennung, Kontrolle, Macht und Freiheit. Die Prozesse sind angeboren und laufen schnell, instinktiv und automatisch ab. Unser Gehirn ordnet dem Umgang mit Gefahren die höchste Priorität zu, da wir so am besten geschützt sind (Baumeister, Bratslavsky, Finkenauer & Vohs, 2001). Wenn das Bedrohungs-Schutz-System in den falschen Situationen und/oder langfristig unteraktiv ist, kann das dazu führen, dass man sich wiederholt in gefährliche Situationen begibt, ohne sich zu schützen. Insgesamt ist das Bedrohungs-Schutz-System also sehr hilfreich, wenn Bedrohungen vorliegen, da es uns schnell vor Gefahren schützt und somit überleben lässt.

Das anreizbezogene Antriebssystem

Neben Sicherheit streben Menschen auch nach Anreizen und Belohnung, wie beispielsweise nach Essen, Trinken, Sexualität, Erfolg, Reichtum, Besitz, Status, Macht und Anerkennung. Diese Motive sind genauso wie das Bedürfnis nach Sicherheit evolutionär begründet, angeboren und überlebensnotwendig. Das anreizbezogene Antriebssystem wird aktiviert, wenn Anreize bzw. Güter vorliegen, die uns antreiben, sodass wir unsere Überlebenschancen erhöhen. Da die Vermeidung von Bedrohungen tendenziell wichtiger ist als das Streben nach Anreizen, wird das Antriebssystem primär nur dann aktiviert, wenn keine Bedrohungen vorliegen oder aber es wird aktiviert, um Bedrohungen abzubauen. Das Antriebssystem wird vom Reptiliengehirn und dem Säugetiergehirn (limbisches System) gesteuert. Das Säugetiergehirn ist unser zweitältester Gehirnteil (van den Brink & Koster, 2013). Es ist u. a. verantwortlich für Motive und Emotionen sowie das Zusammenleben in Gruppen, Rivalität, Macht, Fürsorge und Zusammenhalt (Hanson & Mendius, 2010; MacLean, 1990). Verarbeitungsprozesse sind wie die des Reptiliengehirns angeboren, aber das Erlernen neuer Reaktionen ist über Belohnung und Bestrafung möglich. Wenn das anreizbezogene Antriebssystem aktiv ist, dann sind unsere Aufmerksamkeit und unsere Gedanken vollkommen auf „die schönen Dinge des Lebens“ ausgerichtet, auf Anerkennung, Erfolg, Anreize und Belohnung. Die Aktivierung führt zur Ausschüttung von Dopamin und damit auch zu einer Reihe positiver Gefühle. Man fühlt sich energiegeladen, vital, erregt und/oder glücklich. Je nach Objekt des Verlangens gehen die Gefühle mit unterschiedlichen Körperreaktionen einher, z. B. mit Speichelfluss beim Anblick der Lieblingsspeise. Im Verhalten ist man aktiv oder getrieben. Man strebt, leistet, konsumiert oder ist im Wettkampfmodus. Das Antriebssystem ist also zur Beschaffung von Ressourcen (z. B. Nahrung, Geld), zur Fortpflanzung sowie zum Aufbau bzw. Erhalt eines Lebenssinns sinnvoll und überlebensnotwendig. Menschen mit einem vollständig deaktivierten Antriebssystem würden ihr Leben nicht mehr bewältigen können, da sie keine Ziele hätten, die sie antreiben würden, um zu überleben. Sie würden sich unerfüllt und lethargisch fühlen und ihr Leben wäre von Langeweile geprägt. Ein deaktiviertes Antriebssystem kann in Kombination mit einem überaktiven Bedrohungs-Schutz-System zu einer Depression führen.

Das bindungsorientierte Fürsorgesystem

Das Erleben von Bindung führt zur Aktivierung des Fürsorgesystems. Bindung kann durch das Anbieten oder Empfangen von Schutz und Unterstützung entstehen, aber auch durch Aufmerksamkeit, Validierung, Fürsorge, Wärme und Mitgefühl (Gilbert, 2013a). Wärme und Mitgefühl haben einen besonders starken Einfluss auf den regulierenden Charakter des Fürsorgesystems. Das Fürsorgesystem wird vom Neocortex (multisensorische und motorische Teile der Großhirnrinde) des Säugetiergehirns, dem neuesten Teil unseres Gehirns, gesteuert (van den Brink & Koster, 2013). Er ist zuständig für komplexere Formen des Zusammenlebens. Reaktionen können zwar auch automatisch ablaufen, sind aber insgesamt besser steuerbar als die des alten Gehirns (Hanson & Mendius, 2010; MacLean, 1990). Durch den Cortex können Motive, Gefühle und Impulse relativ flexibel mittels komplexen Denkens, Reflexion, Selbstbewusstheit und zwischenmenschlicher Kommunikation reguliert werden. Bei der Aktivierung des Fürsorgesystems durch Mitgefühl und Wärme werden neuronale Systeme aktiviert, die mit der Ausschüttung der Hormone Oxytocin und Dopamin sowie von Opioiden (Beta-Endorphinen) assoziiert sind. Oxytocin führt zu Gefühlen der Entspanntheit, Gelassenheit, Ruhe, Zufriedenheit, Sicherheit, Stärke, Geborgenheit und Verbundenheit in Beziehungen (Carter, 1998; Depue & Morrone-Strupinsky, 2005; Mascaro, Pace & Raison, 2013; Mikulincer & Shaver, 2007; Panksepp, 1998; Wang, 2005). Dopamin und die Opioide lösen weitere positive Gefühle wie Freude und Euphorie aus und reduzieren Schmerzen (Grant, 2013). In diesem positiven affektiven Zustand sind wir in der Lage, über unsere eigenen Gedanken, Gefühle und Motive zu „mentalisieren“ (Liotti & Prunetti, 2010). Das heißt, wir sind dazu in der Lage, die Fähigkeiten des „neuen Gehirns“ wie Beobachten, Denken, Reflektieren und Schlussfolgern anzuwenden. Dies ermöglicht uns, flexibel zwischen verschiedenen Schemata, Selbstanteilen und sozialen Rollen, die sich oftmals überlappen oder im Konflikt miteinander stehen, hin- und herzuwechseln. Wir sind in unserem Denken und Handeln autonomer, verspielter und kreativer (Fredrickson, Cohn, Coffey, Pek & Finkel, 2008; Germer, 2013). Auf dieser Basis können wir dann sowohl im intra- als auch interindividuellen Kontext bewusste und gezielte Handlungen initiieren, die den Umweltanforderungen am besten entsprechen und somit zu einer größtmöglichen Anpassung führen (van den Brink & Koster, 2013; Gilbert, 2013a). In den Begriffen Darwins sind diejenigen, die sich besser anpassen können, die

Fitteren, und haben damit die höheren Überlebenschancen (van den Brink & Koster, 2013). Das Bindungsbedürfnis ist also primär deshalb überlebensnotwendig, weil es uns ermöglicht, unsere Gefühle und unser Verhalten besser zu regulieren. Das heißt, dass möglicherweise nicht die Herstellung von Sicherheit und Versorgung die wesentlichen Funktionen von Bindung sind, sondern die Vermittlung von Wärme und Mitgefühl zur Förderung adaptiver Selbstregulation. Damit übereinstimmend konnte Harlow (1958) im Rahmen einer Reihe von Experimenten mit neugeborenen, von ihren Müttern getrennten Rhesusaffen zeigen, dass die Affen mehr Zeit mit einer künstlichen Mutter mit fellartigem Stoffüberzug, die Wärme und Trost bot, verbrachten als mit einer starren Drahtfigur, die zwar über eine Flasche Milch abgab, aber keinerlei Wärme bot. Insgesamt scheint das Fürsorgesystem also primär dafür zu sorgen, dass wir in stressigen Situationen beruhigen und beruhigt werden, sodass menschliche Gefühle und Handlungen bewusst und gezielt reguliert werden können (Berking & Whitley, 2014).

2.1.2 Ungleichgewicht zwischen den Systemen und die Folgen

Die Aktivierung eines jeden der drei Systeme kann sinnvoll sein, wenn es aktuellen Umweltanforderungen entsprechend und adäquat aktiviert wird. Es kann jedoch zu einer Unter- oder Überaktivität einzelner Systeme und somit einem Ungleichgewicht zwischen den Systemen kommen, was langfristig negative Folgen haben kann.

2.1.2.1 Ursachen eines Ungleichgewichts

Arbeitsweise unseres Gehirns. Unser Gehirn ordnet dem Umgang mit Gefahr und dem Beschaffen von Ressourcen eine hohe Bedeutung zu. Das ist prinzipiell sinnvoll, da Sicherheit und Ressourcen wichtig für unser Überleben sind. Gleichzeitig geht diese Priorisierung jedoch auch damit einher, dass wir uns von Natur aus oft bedroht fühlen und unsere Aufmerksamkeit häufig auf Bedrohungen fokussiert ist, zumindest dann, wenn kein ausgeprägtes Beruhigungssystem vorliegt (Baumeister et al., 2001). Darüber hinaus kann Bedrohungserleben aufgrund der Fertigkeiten des alten Gehirns leicht konditioniert werden (Rosen & Schulkin, 1998). Das bedeutet, dass Bedrohungsreaktionen aufgrund von Konditionierungsprozessen sehr schnell an unterschiedliche Auslöser gekoppelt werden können (van den Brink & Koster, 2013). Das schließt nicht nur äußere Stimuli mit ein, wie z. B. andere Menschen oder bestimmte Objekte, sondern auch innere, wie z. B. Gedanken, Erinnerungen, Emotionen oder auch Körpersymptome. Die Kopplung der Bedrohungsschutzreaktionen an unterschiedliche Auslöser tritt auch häufig bei Menschen mit psychischen Erkrankungen in Erscheinung. Insgesamt kann man also sagen, dass wir Menschen uns von Natur aus leicht bedroht fühlen und dieses Gefühl leicht konditioniert werden kann. Liegt keine Bedrohung vor, sind wir auf die Erfüllung von anreizbezogenen Motiven wie Essen, Trinken, Sexualität, Erfolg, Reichtum, Besitz, Status, Macht und Anerkennung fokussiert. Beides kann zu einem Ungleichgewicht zwischen den drei Systemen führen.

Beschaffenheit des Lebens. Auch die Beschaffenheit des Lebens an und für sich kann zu einer Überaktivität des Bedrohungs-Schutz-Systems und Antriebssystems führen (Gilbert, 2013a). Neben positiven Erfahrungen werden wir im Leben auch immer wieder mit leidvollen Situationen konfrontiert. Unser Leben ist begrenzt, d. h. wir alle müssen uns früher oder später mit Krankheiten und Tod auseinandersetzen, mit dem/den eigenen und auch dem/den der anderen. Wir sind verwundbar und sterblich und beides ist meistens mit negativen Gefühlen assoziiert (Neff, 2011). Das heißt, im Laufe unseres Lebens werden Bedürfnisse immer wieder bedroht oder sogar frustriert, weshalb überall auf der Welt Leid und Probleme physischer und psychischer Natur existieren. Darüber hinaus locken in unserer westlichen Gesellschaft überall Anreize und Belohnungen, beispielsweise in Form von Essen, Alkohol, Drogen, diversen Freizeitangeboten, Geld und Spiel. Dadurch kann auch unser Antriebssystem sehr schnell aktiviert werden. Die Gestalt des menschlichen Lebens an und für sich kann also auch zu einem Ungleichgewicht zwischen den Systemen beitragen.

Gene und Sozialisation. Zuletzt beeinflussen unsere Gene sowie unsere Erziehung, ob unser Bedrohungs- und unser Antriebssystem verstärkt aktiviert werden und ob wir ein gut ausgeprägtes Fürsorgesystem entwickeln, welches sich ausbalancierend auf die anderen zwei Systeme auswirken kann. Unsere Gene bestimmen mit, ob wir uns häufiger als andere bedroht fühlen und/oder ob wir ein stärker ausgeprägtes Bedürfnis nach Belohnung entwickeln (Canli, Congdon, Gutknecht, Constable & Lesch, 2005; Comings & Blum, 2000; Dreher, Kohn, Kolachana, Weinberger & Berman, 2009; Munafò, Brown & Hariri, 2008). Darüber hinaus spielt auch unsere Sozialisation eine Rolle. Zuwendung durch warmes und unterstützendes Verhalten der Eltern erfahren, sich akzeptiert fühlen und sich anderen Menschen zugehörig und mit diesen verbunden fühlen, ist grundlegend für die Entwicklung einer sicheren Bindung und eines gut entwickelten Fürsorgesystems (Bowlby, 1973; Gillath, Shaver & Mikulincer, 2005; Kohut, 1971; Maslow, 1974; Neff, 2011). Sicher gebundene Menschen fühlen sich nicht vorschnell bzw. übermäßig bedroht und sind in der Lage, sich selbst und anderen in schwierigen, emotional belastenden Situationen Wärme und Mitgefühl entgegenzubringen (Pepping, Davis, O'Donovan & Pal, 2015). Sie verfügen über die Fähigkeit, regulierend auf das Bedrohungs- und Antriebssystem einzuwirken. Wenn zentrale Bedürfnisse nach Nähe, Schutz und Sicherheit in der Kindheit jedoch wiederholt durch Abwertungen, Ablehnung, Distanzierung, Vernachlässigung, Misshandlung und/oder traumatische Erlebnisse frustriert werden, so bilden die Betroffenen häufig selbst ein unterentwickeltes Fürsorgesystem und ein überentwickeltes Bedrohungs-Schutz-System aus. Sie erleben die Welt tendenziell eher als unsicher und entwickeln weniger Selbstsicherheit. Sie verfügen über eine reduzierte Fähigkeit, anderen und sich selbst bei Leid Mitgefühl entgegenzubringen (Neff, 2003a). Umso öfter und intensiver die Ablehnung, Vernachlässigung und/oder Misshandlung in der Vergangenheit war, umso leichter werden das Bedrohungs-Schutz-System und maladaptive Bedrohungsschutzreaktionen aktiviert. Dann können auch „harmlose" Situationen als bedrohlich wahrgenommen werden (van den Brink & Koster, 2013). Wenn die Betroffenen die Erfahrung machen, dass man negative Gefühle des Bedrohungs-Schutz-Systems durch eine Aktivierung des Antriebssystems abbauen kann (z. B. durch Leistung, Essen, Suchtverhalten) und hierfür verstärkt wird, dann werden sie vermehrt antriebsgesteuertes Verhalten zur Regulierung des Bedrohungs-Schutz-Systems nutzen. Darüber hinaus kann Lernen am Modell der wichtigsten Bezugspersonen dazu führen, dass die Betroffenen bereits in der Kindheit ein übermäßig aktives Bedrohungs- oder aber Antriebssystem wie ihre Bezugspersonen entwickeln.

2.1.2.2 Folgen eines langfristigen Ungleichgewichts

Ist das Bedrohungs- oder das Antriebssystem langfristig überaktiv, kann es bei einem gleichzeitig unteraktiven Fürsorgesystem, welches regulierend auf beide Systeme einwirken und Adaption an wechselnde Umweltbedingungen ermöglichen könnte, zur Entstehung intra- und interpersoneller Probleme sowie psychischer Erkrankungen kommen. Auch eine Unteraktivität des Bedrohungs- und Antriebssystem kann negative Folgen haben, ist bei psychisch Erkrankten jedoch seltener das Problem. Bei Patienten mit depressiven Erkrankungen könnte man jedoch zum Beispiel davon ausgehen, dass sie neben einem überaktiven Bedrohungs-Schutz-System gleichzeitig auch unter einem unteraktiven Antriebssystem leiden.

Folgen eines überaktiven Bedrohungs-Schutz-Systems. Eine Überaktivität des Bedrohungs-Schutz-Systems kann also zu psychischen Problemen führen (vgl. Abb. 3). Menschen mit einem überaktiven Bedrohungs-Schutz-System sind, wie bereits beschrieben, stark auf Bedrohungen fokussiert und setzen Bedrohungsschutzreaktionen sehr schnell und oft impulsiv ein, um sich zu schützen. Bedrohungsschutzreaktionen sind vielfältig (vgl. Tab. 1) und können intra- oder interindividueller Natur sein. Beispielsweise werden negative Gefühle vermieden oder das Gegenüber wird kritisiert, um Bedrohungserleben zu reduzieren. Kurzfristig sind die Reaktionen oft hilfreich, um Bedrohungen abzubauen. Langfristig halten sie jedoch das Bedrohungserleben meist aufrecht, weil sie selbst zu

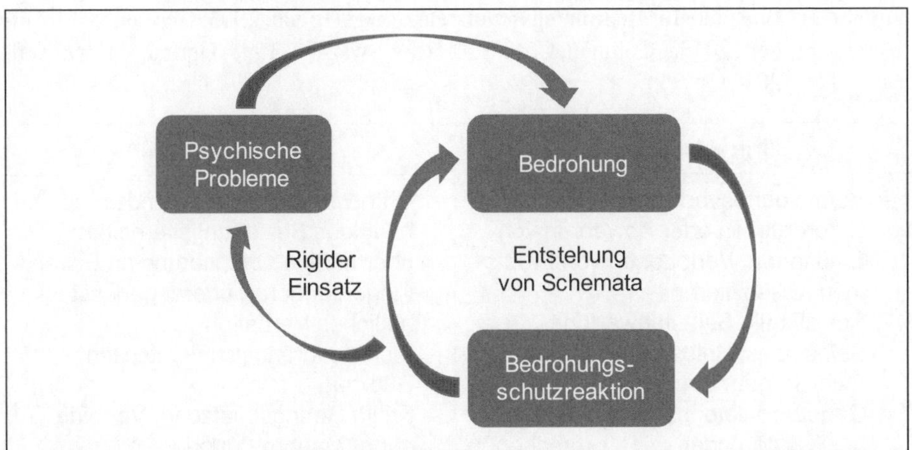

Abbildung 3: Teufelskreis des Bedrohungs-Schutz-Systems

Auslösern werden. Da sie auf eine Abwehr von Bedrohung und damit auf eine Kontrolle bzw. Veränderung des Ist-Zustands ausgerichtet sind (Brach, 2003), werden sie mit Gefahr assoziiert und führen somit immer wieder zur Reaktivierung des Bedrohungserlebens (van den Brink & Koster, 2013; Germer, 2013). Durch die häufige Aktivierung des Bedrohungs-Schutz-Systems werden die zugehörigen bedrohungsbezogenen Strukturen im Gehirn stärker, und bedrohungsbezogene psychologische Prozesse werden schneller und leichter aktiviert. Langfristig entstehen bestimmte kognitive und verhaltensbezogene Schemata („Mentalitäten" nach Gilbert, 2013a), die sich durch die wiederholte Aktivierung immer mehr verfestigen und immer tiefgreifender werden. Die Bedrohungsschutzreaktionen bzw. Schemata werden rigide, inflexibel, automatisch und unabhängig von den Umweltanforderungen eingesetzt, um Bedrohungen abzubauen (Gilbert, 2013a). Alternative Schemata und andere Selbstanteile treten in den Hintergrund, was zu einer reduzierten Anpassung an Umweltanforderungen führt (van den Brink & Koster, 2013). Diese rigide und inflexible Aktivierung des Bedrohungs-Schutz-Systems kann zu intra- und interpersonellen Problemen führen und die Entstehung von psychischen Erkrankungen, wie Angsterkrankungen oder Persönlichkeitsstörungen, begünstigen.

Problematisch ist, dass irgendwann auch die Symptome und Probleme selbst als bedrohlich wahrgenommen werden und auf selbige aus dem Bedrohungs-Schutz-System heraus reagiert wird. Die Tatsache, dass die Betroffenen leiden, wird in dem Moment durch die Personen selbst meistens nicht vorrangig wahrgenommen. Stattdessen wird sofort versucht, das Leid durch die Anwendung

Tabelle 1: Beispiele für Bedrohungsschutzreaktionen (Brach, 2003; Germer, 2013; Gilbert, 2013a; Gottman, Coan, Carrere & Swanson, 1998; Gottman, 1999; Neff, 2011)

Intraindividuell	Interindividuell
– Vermeidungsverhalten, Ablenkung, Unterdrücken oder Abwehren von Emotionen, Verleugnen von Problemen, Dissoziieren – Selbstkritik, Selbstabwertung, Selbsthass, Selbstverletzungen – Sich-Sorgen, Grübeln – Gegenregulatorische Maßnahmen bei Essstörungen (z. B. Erbrechen, übermäßiges Sport treiben etc.)	– Unterwürfiges, klammerndes, abhängiges Beziehungsverhalten; übermäßige Orientierung an Erwartungen anderer; überangepasstes, höfliches Verhalten – Sich isolieren, sich verstecken, Rückzug – Kritik, Geringschätzung, Verteidigung, Mauern (Ignorieren) – Groll hegen und Aggressionen – „Auf der Hut sein", andere beobachten

von Bedrohungsschutzreaktionen, wie z. B. Grübeln und Sich-Sorgen, zu eliminieren (Gilbert, 2013a; Neff, 2011). Dies führt jedoch zur Reaktivierung des Bedrohungs-Schutz-Systems (Brach, 2003). Das bedeutet, dass die anhaltende Aktivierung des Bedrohungsmodus als aufrechterhaltender Faktor wirkt, wenn die Betroffenen bereits psychisch erkrankt sind (Germer, 2013). Dies ist beispielsweise bei der Panikstörung, bei somatoformen Störungen, bei der hypochondrischen Störung und der Schmerzstörung der Fall. Die körperlichen Prozesse selbst werden als bedrohlich wahrgenommen, sodass sich die Betroffenen wieder im Bedrohungsmodus befinden und dysfunktionale Strategien zum Abbau der Bedrohung einsetzen. Auch bei Schlafstörungen wird die Schlaflosigkeit selbst als bedrohlich wahrgenommen, was wiederum zur Aufrechterhaltung der Symptomatik, in dem Fall der Schlaflosigkeit, beiträgt. Dabei investieren die Betroffenen häufig ihre gesamte Energie in den Abbau der Bedrohung und damit in den Teufelskreis.

Folgen eines überaktiven Antriebssystems. Menschen mit einem überaktiven Antriebssystem sind stark auf Anreize und Belohnungen fokussiert. Kurzfristig und situationsadäquat eingesetzt, können diese Verhaltensweisen positive Gefühle auslösen und sind somit auch für unser Wohlergehen zuträglich. Wenn sie jedoch übermäßig und situationsinadäquat eingesetzt werden, kann es zu intra- und interpersonellen Problemen sowie psychischen Erkrankungen kommen, insbesondere dann, wenn versucht wird, ein überaktives Bedrohungs-Schutz-System durch die Aktivierung des Antriebssystems zu regulieren.

Häufig tritt bei Menschen mit Selbstwertproblemen die Kombination eines überaktiven Bedrohungs- und Antriebssystems auf, z. B. bei anorektischen Patienten, Patienten mit Manien oder aber auch solchen mit narzisstischen Persönlichkeitstendenzen. Sie versuchen einen bedrohten Selbstwert durch Kontrolle des Aussehens, übermäßige Leistung und/oder übermäßige Selbstdarstellung und -wertschätzung zu regulieren. Auch ehrgeizige Menschen, wie Spitzensportler oder Menschen mit Arbeitssucht, können hiervon betroffen sein. Verhaltensweisen, wie übermäßiges Erfolgsstreben, Selbstverbesserungsprojekte, Wettkampfdenken und Konkurrieren sind klassisch für ein überaktives Antriebssystem. Auch die Missachtung eigener Grenzen aufgrund von überhöhten Erwartungen und Ansprüchen an sich selbst kann typisches Antriebssystemverhalten sein, welches Bedrohungserleben aus dem Bedrohungs-Schutz-System (z. B. Versagen, Unterlegenheit) reduzieren soll. Darüber hinaus kann es auch bei Suchterkrankungen (Alkohol, Drogen, Zigaretten, Spiele, Internet, Fernsehen, Arbeit, Sex) und Essstörungen, die mit Essanfällen einhergehen (Bulimia nervosa und Binge Eating Störung), vorkommen, dass die Betroffenen negative Gefühle aus dem Bedrohungs-Schutz-System durch positive des Antriebssystems zu ersetzen versuchen. Der Zusammenhang zwischen Bedrohungs- und Antriebssystem ist in Abbildung 4 dargestellt.

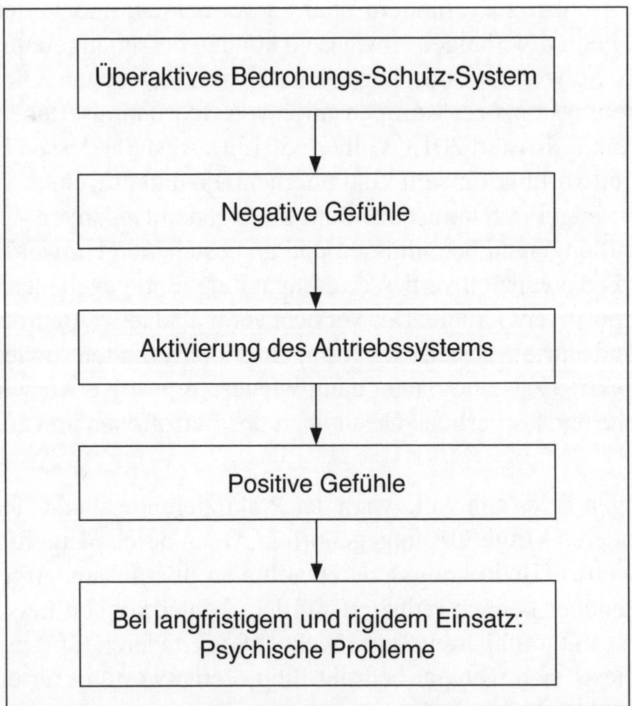

Abbildung 4: Zusammenhang Bedrohungs-Schutz- und Antriebssystem

2.2 Wirkungsweise von Mitgefühl

Zieht man dieses Modell als Erklärungsansatz für die Entwicklung und Aufrechterhaltung intra- und interpersoneller Probleme sowie psychischer Erkrankungen heran, dann liegt die Lösung für den Abbau selbiger in der Herstellung eines Gleichgewichts zwischen den drei Systemen zur Generierung und Regulation von Affekten. Mitgefühl kann einem überaktiven Bedrohungs- und Antriebssystem und deren Folgen entgegenwirken und zur Herstellung des Gleichgewichts zwischen den drei Systemen beitragen. Welche spezifischen Prozesse dabei stattfinden, wird im Folgenden erläutert.

Mitgefühl bei Leid führt zur Aktivierung des Fürsorgesystems, welches wiederum die Aktivität des Bedrohungs- und Antriebssystem herunter reguliert (Gilbert, 2013a). Durch die Ausschüttung von Oxytocin werden Gefühle von Entspanntheit, Vertrauen, Sicherheit und Verbundenheit ausgelöst. Das Bedrohungserleben wird reduziert. Ängste, Stress und Unsicherheiten werden abgebaut. Die Aktivität des limbischen Systems wird herunter reguliert. Auch Gefühle des Antriebssystems, wie übermäßige Getriebenheit und Erregtheit, werden heruntergefahren. Mitgefühl führt zu mehr Akzeptanz und Toleranz gegenüber bedrohungs- und antriebsgesteuertem Leid. Der Betroffene muss nicht mehr versuchen, etwas an sich selbst zu verändern oder zu vermeiden, und Verletzlichkeiten, Schwächen, Fehler, Verlangen sowie Leid können besser angenommen werden (Neff, 2011). So werden Bedrohungsschutzreaktionen sowie eine Überaktivität des Antriebssystems zur Kompensation von Bedrohungserleben überflüssig (van den Brink & Koster, 2013; Gilbert, 2013a). Anstelle dessen kann der Betroffene Verantwortung für sein Leid übernehmen und hilfreiche Strategien reflektiert und zielgerichtet einsetzen, um die eigenen Gedanken, Gefühle, Motive und Handlungen zu beeinflussen und an bestehende Umweltbedingungen anzupassen. Die potenziell verbesserte Anpassung führt gegebenenfalls zu einer Verstärkung positiver Gefühle. Der Verzicht auf maladaptive Bedrohungsschutzreaktionen und antriebsgesteuertes Kompensationsverhalten sowie der neu entstandene affektive Zustand haben dann wiederum positive Auswirkungen auf die psychische und körperliche Gesundheit des Betroffenen und auf dessen Beziehungen.

In Beziehungen ist es sinnvoll, wenn der Praktizierende zuerst sich selbst und dann dem anderen Mitgefühl entgegenbringt. Denn durch Mitgefühl sich selbst gegenüber werden Bedrohungsschutzreaktionen überflüssig. Ärger und Groll anderen gegenüber können reduziert werden. Fehler können besser verziehen werden. Diese mitgefühlsfokussierte Sicht auf den anderen führt ggf. wiederum dazu, dass dieser sich weniger bedroht fühlt, Verantwortung für eigene Fehler übernimmt und auch dem anderen mehr Mitgefühl entgegenbringt.

„Indem man sich um sich selbst kümmert, kümmert man sich um andere, indem man sich um andere kümmert, kümmert man sich um sich selbst.“

(Samyutta-Nikaya, 47.19)

Mitgefühl und Emotionsregulation

Mitgefühl wurde in der Literatur bereits mehrfach im Zusammenhang mit Emotionsregulation diskutiert (Neff, 2003a; Gilbert, 2013a, b; Hinton, Ojserkis, Jalal, Peou & Hofmann, 2013; Rosenberg & Cullen, 2013). Auch der buddhistischen Tradition zufolge ist Mitgefühl eine Lebenseinstellung, die die Gefühlswelt der Meditierenden beeinflussen kann (Bornemann & Singer, 2013a). Häufig würden insbesondere Anfänger eher stärkere Gefühle beim Praktizieren von Mitgefühl erleben, Erfahrenere würden jedoch eher ausbalancierte Gefühle empfinden. Laut Berking und Whitley (2014) kann Mitgefühl zum einen als für sich stehende Emotionsregulationsstrategie betrachtet werden, denn die Veränderung des Hormonstatus durch Mitgefühl trägt wahrscheinlich dazu bei, dass stark negative Gefühle in ihrer Intensität reduziert werden und somit wieder in einen beeinflussbaren Bereich kommen. Zum anderen erleichtert Mitgefühl laut Berking und Whitley (2014) aber auch die Anwendung weiterer adaptiver Emotionsregulationsstrategien, insbesondere dann, wenn Schwierigkeiten bei der Emotionsregulation auftreten. Durch Mitgefühl sind die Betroffenen gewillter, sich mit ihren Gefühlen zu konfrontieren und sie zuzulassen, sodass sie sie im Anschluss besser regulieren können (u. a. van den Brink & Koster, 2013; Neff, 2003a). Außerdem fürchten sie durch Mitgefühl weniger Selbstkritik bei potenziellem Versagen während der Anwendung weiterer Strategien (Gilbert, 2013a). Darüber hinaus können sie nach der Anwendung von Mitgefühl besser überlegen, welche Emotionsregulationsstrategie in den vorliegenden Situationen am sinnvollsten anzuwenden ist, anstatt impulsiv aus einem starken Affekt heraus zu reagieren (Gilbert, 2013a). Schließlich erhöht Mitgefühl wahrscheinlich die Motivation der Betroffenen, sich selbst mittels des Einsatzes weiterer adaptiver Strategien zu helfen (Berking & Whitley, 2014; Weissman & Weissman, 1996).

Tatsächlich konnte in einer Studie von Diedrich, Hofmann, Cuijpers und Berking (2016) gezeigt werden, dass der vorherige Einsatz einer kurzen Intervention zur Förderung von Selbstmitgefühl im Vergleich zu einer Wartekontrollbedingung die Effektivität der im Anschluss eingesetzten Strategie „kognitive Neubewertung“ zur Regulation depressiver Stimmung bei Patienten mit Major Depression signifikant erhöhte. Dieser Effekt zeigte sich nicht, wenn Akzeptanz von negativen Gefühlen vor der Anwendung der „kognitiven Neubewertung“ zur Regulation negativer Gefühle eingesetzt wurde (vgl. Abb. 5). Dies deutet darauf hin, dass die Regulation negativer Gefühle möglicherweise leichter fällt, wenn sich die Betroffenen vorher Mitgefühl für ihr Leid entgegenbringen.

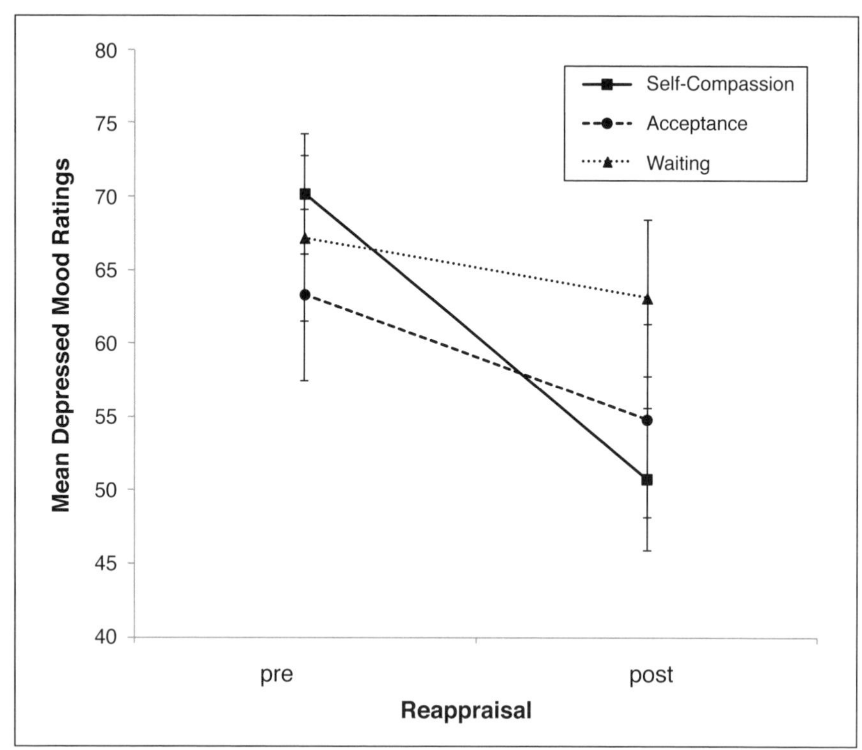

Abbildung 5: Effektivität von kognitiver Neubewertung zur Reduktion depressiver Stimmung bei Major Depression in Abhängigkeit der zuvor eingesetzten Strategie (Selbstmitgefühl, Akzeptanz) im Vergleich zu Warten

3 Empirie zu Korrelaten und Auswirkungen von Mitgefühl

In den letzten 15 Jahren ist die Forschung im Bereich Mitgefühl regelrecht explodiert. Wenn man bei google scholar den Suchbegriff „compassion" eingibt, erhält man 156 000 Treffer für den Zeitraum vom Jahr 2000 bis jetzt. Wenn man „loving-kindness" (dt. liebende Güte) eingibt, sind es immer noch 15 700 Treffer. Dies verdeutlicht, welche enorme Bedeutung Mitgefühl in den letzten Jahren in der Forschung gewonnen hat. Im Folgenden wird ein Überblick über Studien zu den Korrelaten und Auswirkungen von Mitgefühl auf Affekt und Emotion, Selbstregulation, Beziehungen und die psychische und physische Gesundheit gegeben. Diese Zusammenfassung erhebt keinen Anspruch auf Vollständigkeit. Im Rahmen der Zusammenfassung werden auch Studien beschrieben, die die Effekte von unterschiedlichen Interventionen zur Steigerung von Mitgefühl eingesetzt haben. Die Inhalte dieser und anderer Interventionen werden ausführlich im praktischen Teil des Buchs dargestellt (vgl. Kap. 6 und 7).

3.1 Mitgefühl und Affekt

Es konnte bereits in zahlreichen Studien in Bevölkerungs- oder Studentenstichproben nachgewiesen werden, dass Selbstmitgefühl mit mehr positivem Affekt und positiven Gefühlen (Hollis-Walker & Colosimo, 2011; Leary et al., 2007; Neff, Rude & Kirkpatrick, 2007) und weniger negativem Affekt und negativen Gefühlen zusammenhängt (Akin, 2010; Leary et al., 2007; Neff et al., 2005; Neff et al., 2007). In einer Metaanalyse konnten große Effektstärken für einen negativen Zusammenhang zwischen Selbstmitgefühl und Stress und Angst gefunden werden (MacBeth & Gumley, 2012). Dieser Effekt wurde nicht durch die Studienpopulation (klinisch vs. nicht klinisch, Bevölkerung vs. Studenten), das Geschlecht oder Alter beeinflusst. Darüber hinaus gibt es bio- und neuropsychologische Studien, die Nachweise für den negativen Zusammenhang zwischen Mitgefühl und Stress liefern. Zum Beispiel konnte gezeigt werden, dass Menschen mit mehr Selbstmitgefühl körperlich mit weniger Stress (gemessen an der Alpha-Amylase-Konzentration) auf einen experimentell erzeugten Stressor reagierten als solche mit wenig Selbstmitgefühl (Breines et al., 2015). Bei dem Stressor handelte es sich um die Aufforderung, vor zwei Labormitarbeitern einen Kurzvortrag zur eigenen Eignung für den Traumjob zu halten und eine arithmetische Aufgabe zu lösen. Den Teilnehmern wurde mitgeteilt, dass die Mitarbeiter beide Aufgaben bewerten würden und dass ihre Leistung auf Video aufgenommen werden würde. Neben diesem experimentellen Befund konnte gezeigt werden, dass eine vom Versuchsleiter geleitete mitgefühlsfokussierte Vorstellungsübung im Vergleich zu einer Kontrollbedingung bei wenig selbstkritischen Menschen zu einer erhöhten Herzratenvariabilität und einer reduzierten Cortisol-Aktivität führte, was auf eine Reduktion des Stresserlebens durch Mitgefühl hindeutet (Rockliff, Gilbert, McEwan, Lightman, & Glover, 2008). Bei selbstkritischen, unsicher-gebundenen Probanden zeigte sich dieser Effekt jedoch interessanterweise nicht, was laut Autoren auf die Notwendigkeit eines Trainings in Mitgefühl bei selbstkritischen Menschen hindeutet. Darüber hinaus konnten Arch und Kollegen (2014) demonstrieren, dass Probanden, die über drei Tage hinweg täglich einer zehnminütigen Audioanleitung zur Förderung von Selbstmitgefühl folgen sollten, weniger sympathische, kardiale, parasympathische und subjektive Angstsymptome als Reaktion auf soziale Stressoren zeigten und mehr Selbstmitgefühl aufwiesen als Teilnehmer einer Kontrollgruppe. Zudem fanden Adams und Leary (2007), dass bereits wenige mitfühlende Sätze durch einen Versuchsleiter ausreichten, um negative Gefühle von Versuchsteilnehmern, die subjektiv zu viel gegessen hatten, zu reduzieren (Adams & Leary, 2007). Außerdem zeigen mehrere Studien, dass das systematische Steigern von liebender Güte und Mitgefühl Leiden und negative Emotionen reduziert (Fredrickson et al., 2008; Kelly, Zuroff & Shapira, 2009; Leary et al., 2007; Lincoln, Hohenhaus & Hartmann, 2013) und positive Gefühle, wie Liebe, Freude, Dankbarkeit, Zufriedenheit, Hoffnung, Stolz, Interesse und Spaß erhöht (Fredrickson et al., 2008). Dieser Effekt zeigte sich unabhängig davon, ob Mitgefühl im Rahmen einer experimentellen Kurzintervention gesteigert wurde, im Rahmen täglichen, selbstständigen Übens über zwei Wochen hinweg oder im Rahmen eines sieben Wochen andauernden Trainings mit sechs Terminen, in dem die Teilnehmer Informationen zu Mitgefühl und liebender Güte erhielten, die Inhalte diskutierten und gemeinsam Meditationen in Mitgefühl und liebender Güte praktizierten.

Fazit:

Insgesamt legen die Befunde nahe, dass Mitgefühl unseren Patienten, egal welchen Alters und Geschlechts, helfen kann, negative Gefühle zu reduzieren und positive Gefühle zu stärken. Selbstkritische Menschen scheinen mehr Übung in der Anwendung von Mitgefühl zur Regulation der eigenen Gefühle zu benötigen.

3.2 Mitgefühl und Selbstregulation

Mitgefühl führt angeblich auch zu einer besseren Selbstregulation (Terry & Leary, 2011). Das bedeutet, dass Mitgefühl wahrscheinlich die zielgerichtete Beeinflussung eigener Gedanken, Gefühle, Motive und Handlungen erleichtert. Tatsächlich zeigt die Forschung, dass Selbstmitgefühl bei Gesunden positiv mit adaptiver Emotionsregulation zusammenhängt (Neff et al., 2005). Darüber hinaus konnte gezeigt werden, dass Defizite in Selbstmitgefühl nachweislich Emotionsregulationsdefizite bei Jugendlichen mit Substanzproblemen vorhersagen (Vettese, Dyer, Li & Wekerle, 2011). Eine weitere Studie hat gezeigt, dass die angeleitete Anwendung einer mitgefühlsfokussierten Imaginationsübung die Anwendung von kognitiver Neubewertung zur Regulation negativer Gefühle bei Patienten mit Depression erleichterte (Diedrich, Hofmann et al., 2016). Darüber hinaus konnte sowohl bei Psychologen als auch bei Patienten mit Depression nachgewiesen werden, dass der Zusammenhang zwischen Selbstmitgefühl und psychischer Gesundheit vermutlich über eine verbesserte Emotionsregulation erklärt werden kann (Diedrich, Burger et al., 2015; Finlay-Jones et al., 2015). In der Studie von Diedrich, Burger und Kollegen (2015) zeigte sich, dass der negative Zusammenhang zwischen Selbstmitgefühl und Depressivität wahrscheinlich über eine verbesserte Toleranz negativer Gefühle zu erklären ist. Damit übereinstimmend konnte in einer Studie von Sahdra und Kollegen (2011) nachgewiesen werden, dass die Förderung von Achtsamkeit sowie Mitgefühl und anderen buddhistischen Geisteshaltungen mittels täglicher sechs- bis zehnstündiger Meditationspraxis bei den Teilnehmern einer dreimonatigen Meditationsveranstaltung im Vergleich zu den Teilnehmern einer Wartekontrollgruppe zu einer signifikant größeren Abnahme von Emotionsregulationsschwierigkeiten führte. Außerdem gibt es Befunde, die darauf hindeuten, dass langjähriges Praktizieren von Mitgefühl (10 000 bis 50 000 Stunden Meditationspraxis über 15 bis 40 Jahre hinweg) zu Veränderungen in Gehirnregionen führt, die für Emotionsregulation zuständig sind (Lutz, Brefczynski-Lewis, Johnstone & Davidson, 2008; Lutz, Greischar, Rawlings, Ricard & Davidson, 2004). Bei Kontrollprobanden ohne solch eine Meditationserfahrung zeigten sich diese Veränderungen nicht. Schließlich konnte auch nachgewiesen werden, dass bereits ein zweiwöchiges Training, welches aus dem täglichen Folgen einer 30-minütigen Audioinstruktion zum Praktizieren von Mitgefühl bestand, im Vergleich zu einer Kontrollbedingung zu Veränderungen in Hirnregionen, die an Selbst- und Emotionsregulation beteiligt sind, führen kann (Weng et al., 2013).

Merke:

Mitgefühl verbessert Emotionsregulation also nachweislich sowohl auf subjektiver als auch auf biologischer Ebene und trägt damit möglicherweise zu psychischem Wohlbefinden bei. Darüber hinaus ist bereits nachgewiesen, dass durch Mitgefühl kurzfristig hilfreiche, langfristig jedoch schädliche Bedrohungsschutzreaktionen, wie Gedankenunterdrückung, Selbstkritik, Grübeln und Vermeidung überflüssig werden (Neff et al., 2005; Neff, Kirkpatrick, & Rude, 2007; Neff & Vonk, 2009; Raes, 2010; Thompson & Waltz, 2008). Das heißt, dass Patienten, die unter Defiziten in der adaptiven Regulation negativer Gefühle leiden und selbige lieber unterdrücken, sie vermeiden oder sich dafür kritisieren, möglicherweise besonders von mitgefühlsorientierten Interventionen profitieren könnten.

Neben den Befunden zur verbesserten Emotionsregulation konnte die Forschung auch nachweisen, dass selbstmitfühlende Menschen ihr eigenes Handeln gezielter regulieren können und sich somit besser weiterentwickeln können. So konnte gezeigt werden, dass Menschen mit mehr Selbstmitgefühl gesundheitsrelevante Verhaltensweisen (Sirois, 2015), wie zum Beispiel das Einhalten von sinnvollen Diäten (Adams & Leary, 2007), das Aufgeben von Rauchen (Kelly, Zuroff, Foa & Gilbert, 2010) sowie das Teilnehmen an einem körperlichen Fitnessprogramm (Magnus, Kowalski & McHugh, 2010), leichter verfolgen konnten als Menschen mit weniger Mitgefühl. Die verbesserte Handlungsregulation durch Mitgefühl ist – neben der verbesserten Emotionsregulation – möglicherweise darauf zurückzuführen, dass Menschen mit Mitgefühl engagiert und gewissenhaft sind (Neff, Rude et al., 2007), und zwar vermutlich nicht, weil sie sich selbst so, wie sie sind, unakzeptabel finden, sondern weil sie für sich selbst sorgen und glücklich und gesund sein wollen. Sie sind intrinsisch motiviert und orientieren sich an ihrem persönlichem Wachstum sowie an Lernzielen (Breines & Chen, 2012; Magnus et al., 2010; Neff et al., 2005). Gleichzeitig haben sie weniger Angst vor Versagen (Mosewich, Kowalski, Sabiston, Sedgwick & Tracy, 2011; Neff et al., 2005) und schieben anstehende Tätigkeiten weniger auf (Williams, Stark & Foster, 2008), weil sie sich weniger schlecht behandeln, wenn sie ihre Ziele nicht erreichen (Neely, Schallert, Mohammed, Roberts & Chen, 2009; Neff et al., 2005), und weil sie an ihre Kompetenz und Selbstwirksamkeit glauben (Iksender, 2009; Neff et al., 2005). So konnte auch gezeigt werden, dass Mitgefühl mit einer optimistischen Lebenseinstellung einhergeht (Neff et al., 2005; Neff & Vonk, 2009).

Fazit:

Unsere Patienten könnten also wahrscheinlich von Mitgefühl dahingehend profitieren, dass es ihnen helfen könnte, selbstschädigendes und impulsives Verhalten, wie beispielsweise Erbrechen, Substanzmittelkonsum und Selbstverletzungen, abzubauen, gesundheitsförderliches Verhalten aufzubauen und negative Gefühle adaptiv zu regulieren.

3.3 Mitgefühl und Beziehungen

Selbstmitgefühl hat darüber hinaus unter anderem über die Ausschüttung von Oxytocin Auswirkungen auf soziale Beziehungen (Mascaro et al., 2013). Menschen mit einem hohen Ausmaß an Selbstmitgefühl sind insgesamt sozial verträglicher (Neff, Rude et al., 2007) und zeigen eher beziehungsförderliches Verhalten (Neff & Beretvas, 2013). Sie werden auch als fürsorglicher, herzlicher, unterstützender und bindungsfähiger beschrieben (Neff, 2006). Sie verfügen über mehr Perspektivenübernahme, Empathie, Altruismus und sie verzeihen eher, wenn es zu Konflikten kommt (Neff & Pommier, 2013). Sie gehen bei Konflikten mehr Kompromisse ein, bleiben sich selbst jedoch prinzipiell treu (Yarnell & Neff, 2013). Mitgefühl mit anderen führt auch zu mehr Nähe, Vertrauen und gegenseitiger Unterstützung in Freundschaften (Crocker & Canevello, 2008; Neff, Kirkpatrick et al., 2007). Auch das Praktizieren von liebender Güte kann Gefühle von Verbundenheit und Zusammengehörigkeit mit anderen nachweislich stärken (Hutcherson, Seppala & Gross, 2008) sowie soziale Unterstützung und die Aktivität in für Empathieentwicklung und Affektregulation zuständigen Gehirnregionen erhöhen (Fredrickson et al., 2008; Leung et al., 2012; Lutz et al., 2008). Schließlich konnten Weng und Kollegen (2013) nachweisen, dass ein zweiwöchiges Mitgefühlstraining zu mehr altruistischem Verhalten führte als ein Training, welches auf das Umbewerten persönlicher, stressreicher Ereignisse fokussierte (Weng et al., 2013).

Fazit:

Mitgefühl hat also das Potenzial, zwischenmenschliche Beziehungen unserer Patienten zu verbessern. Das schließt sowohl Partnerschaften, familiäre Beziehungen als auch Freundschaften mit ein. Da Beziehungen wesentlich für das psychische Wohlergehen sind, erscheint der Einsatz von Mitgefühl in der Psychotherapie umso wichtiger. Darüber hinaus ergibt sich hieraus auch der mögliche Einsatz von mitgefühlsorientierten Interventionen in der Paar- und/oder Familientherapie.

3.4 Mitgefühl und psychische Gesundheit

In Bevölkerungs- und studentischen Stichproben wurden bereits zahlreiche Studien zu den psychischen Auswirkungen von Mitgefühl durchgeführt. Mehrere quer- und längsschnittliche Studien weisen Zusammenhänge zwischen Selbstmitgefühl und psychischem Wohlbefinden nach (Baer, Lykins & Peters, 2012; Barnard & Curry, 2011; Neely et al., 2009; Neff & McGeehee, 2010; Neff, Pisitsungkagarn & Hsieh, 2008; Wei, Liao, Ku & Shaffer, 2011). In einer Metaanalyse konnte eine große Effektstärke für einen negativen Zusammenhang zwischen Selbstmitgefühl und Depressivität gefunden werden (MacBeth & Gumley, 2012). Thompson und Waltz (2008) konnten darüber hinaus zeigen, dass Studenten, die ein Traumata erlebt hatten und mitfühlender mit sich umgingen, weniger Symptome emotionaler Vermeidung aufwiesen als diejenigen, die weniger selbstmitfühlend waren. Darüber hinaus konnten negative Zusammenhänge zwischen Selbstmitgefühl und Alkoholkonsum (Rendon, 2007) sowie zwischen Selbstmitgefühl und Essstörungssymptomen (Swanepoel, 2009; Wasylkiw, MacKinnon & MacLellan, 2012) nachgewiesen werden. Weitere Studien zeigen, dass Menschen mit Selbstmitgefühl auf vermeintliches Fehlverhalten, wie z. B. zu viel und zu ungesund zu essen, weniger mit vermehrtem Essen reagieren (Adams & Leary, 2007), weniger mit ihrem Aussehen beschäftigt sind und sich weniger Sorgen darüber machen, was andere Menschen über ihr Aussehen denken (Berry, Kowalski, Ferguson & McHugh, 2010). In einer Studie von Raes (2010) konnte nachgewiesen werden, dass Selbstmitgefühl Depressivität sogar längsschnittlich negativ vorhersagt. Außerdem konnte in einer experimentellen Studie gezeigt werden, dass eine kurze Intervention zur Steigerung von Selbstmitgefühl zur Regulation depressiven Affekts bei Gesunden effektiver ist als eine Wartekontroll- und eine Akzeptanz-Bedingung (Ehret, Joormann & Berking, 2015). Darüber hinaus zeigen mehrere Studien, dass das systematische Steigern von liebender Güte und Mitgefühl Depressivität und Paranoia reduziert (Fredrickson et al., 2008; Kelly et al., 2009; Lincoln et al., 2013). Schließlich konnte herausgefunden werden, dass die Förderung von Achtsamkeit, liebender Güte, Mitgefühl, Mitfreude und Gleichmut im Rahmen der zuvor bereits beschriebenen dreimonatigen Meditationsveranstaltung bei den Teilnehmern im Vergleich zu den Teilnehmern einer Wartekontrollgruppe zu einer Zunahme im Wohlbefinden und der Ich-Resilienz sowie zu einer Abnahme an Depressivität, Ängstlichkeit und Neurotizismus führte (Sahdra et al., 2011). Bemerkenswerterweise bestanden diese Veränderungen auch noch fünf Monate später (Sahdra et al., 2011).

Auch in klinischen Stichproben wurde Selbstmitgefühl bereits untersucht. So weisen verschiedene Studien negative quer- und längsschnittliche Zusammenhänge zwischen Selbstmitgefühl und dem Symptomausmaß bei folgenden Störungsgruppen nach: Major Depression (Diedrich, Burger et al., 2015; Krieger, Altenstein, Baettig, Doerig & Grosse-Holtforth, 2013), soziale Phobie (Werner et al., 2012), generalisierte Angststörung (Hoge, Hölzel et al., 2013), Zwangsstörung (Wetterneck, Lee, Smith & Hart, 2013; Wetterneck, Steinberg, Little, Phillips & Hart, 2012), Essstörungen (Kelly, Carter, Zuroff & Borairi, 2013) und Menschen mit Angst und Depression gemischt (Van Dam, Sheppard, Forsyth & Earleywine, 2011). Darüber hinaus erwies sich Selbstmitgefühl in einem experimentellen Design bei Patienten mit remittierter und akuter Major Depression als wirksam zur Reduktion depressiven Affekts (Diedrich, Grant, Hofmann, Hiller & Berking, 2014; Ehret et al., 2015).

Merke:

Aus diesen Befunden kann man ableiten, dass sich der Einsatz mitgefühlsorientierter Interventionen in den Bereichen Depression, Angststörung, Zwangsstörung, Essstörung und substanzbezogene Störungen lohnen könnte. Es sei jedoch darauf hingewiesen, dass es an weiteren experimentellen und auch kontrollierten Interventionsstudien fehlt, um den kausalen Zusammenhang zwischen einer Steigerung von Mitgefühl und einer Reduktion von psychischen Symptomen sicher belegen zu können.

3.5 Mitgefühl und körperliche Gesundheit

Aufgrund der emotionalen und der damit assoziierten hormonellen Auswirkungen von Mitgefühl ergeben sich auch Auswirkungen für die körperliche Gesundheit von Menschen mit Mitgefühl. So fanden Fredrickson und Kollegen (2008) heraus, dass das systematische Fördern liebender Güte in dem zuvor bereits beschriebenen siebenwöchigen Training zu weniger körperlichen Beschwerden wie Kopfschmerzen und Schwächegefühlen führte als eine Wartekontrollgruppe. Hieraus ergeben sich Einsatzmöglichkeiten von mitgefühlsfokussierten Interventionen bei Patienten mit Schmerzstörungen sowie somatoformen Störungen, aber auch bei Patienten mit Depressionen, die unter somatischen Symptomen leiden. Darüber hinaus konnte gezeigt werden, dass eine Aktivierung von Mitgefühl für nur fünf Minuten in nicht klinischen Populationen positive Auswirkungen auf stressbedingte Immunreaktionen der Probanden hatte (Rein, Atkinson & McCraty, 1995). Pace und Kollegen (2009) zeigten darüber hinaus, dass ein sechswöchiger Kurs in Mitgefühlsmeditation bei denjenigen Meditierenden, die überdurchschnittlich häufig praktizierten, Entzündungsreaktionen, gemessen an der Interleukin-Plasmakonzentration, auf einen experimentell erzeugten Stressor reduzierte. Interleukine sind Peptidhormone, d.h. körpereigene Botenstoffe der Zellen des Immunsystems, die die Stabilität des Immunsystems beeinflussen. Bei dem Stressor handelte es sich um denjenigen, der in der bereits beschriebenen Studie von Breines und Kollegen (2015) eingesetzt wurde, bei dem die Teilnehmer aufgefordert wurden, einen Kurzvortrag vor zwei Labormitarbeitern zu halten sowie eine Rechenaufgabe zu lösen. Der Kurs fand zweimal wöchentlich für 50 Minuten statt und beinhaltete Informationsvermittlung zu Mitgefühlsmeditationen, Gruppendiskussionen und buddhistisch orientierte Meditationspraxis in Achtsamkeit und Mitgefühl gegenüber sich selbst und anderen Menschen. Darüber hinaus konnte in dieser Studie nachgewiesen werden, dass Mitgefühl vermutlich über eine erhöhte Oxytocinausschüttung und eine reduzierte Cortisolausschüttung die Aktivität der Interleukine beeinflusst. Breines und Kollegen (2014) fanden damit übereinstimmend signifikante Zusammenhänge zwischen Selbstmitgefühl und niedrigeren Interleukin-Konzentrationen. Schließlich gibt es erste Befunde, die darauf hindeuten, dass Meditationen der liebenden Güte über einen Anstieg an Gefühlen des Eingebundenseins zu einer Reduktion der Sterblichkeitsrate bzw. zu einer längeren Lebensdauer führen (Chida & Steptoe, 2008; Danner, Snowdon & Friesen, 2001; Holt-Lunstad, Smith & Layton, 2010; Kok, 2013). So zeigten Jacobs und Kollegen (2011), dass tägliches im Schnitt sechsstündiges Praktizieren von Mitgefühl und weiterer buddhistischer Grundhaltungen während einer dreimonatigen Meditationsveranstaltung bei den Teilnehmern im Vergleich zu den Teilnehmern einer Wartekontrollgruppe zu signifikant höheren Telomerasespiegeln führte. Telomerase ist ein Enzym, das für die Wiederherstellung der Telomerlänge zuständig ist. Telomere sind wiederholte

DNA-Sequenzen, die an den Chromosomenenden Schutz-„Kappen“ bilden. Die Telomerlänge in Leukozyten ist nachweislich ein Vorhersageparameter für Langlebigkeit (Epel et al., 2009). Aus den Befunden wurde demzufolge geschlossen, dass sich die Teilnahme an der Veranstaltung positiv auf die Zellalterung auswirkte. Darüber hinaus konnte festgestellt werden, dass die Telomerase-Menge nach der Veranstaltung mit der Zunahme an subjektivem Lebenssinn während der Veranstaltung zusammenhing (Jacobs et al., 2011). Der Befund, dass Meditation in liebender Güte die Telomerlänge vergrößert, konnte in einer weiteren Studie von Hoge, Chen und Kollegen (2013) für Frauen bestätigt werden.

Fazit:

Zusammenfassend könnte sich diesen Befunden zufolge eine Förderung von Mitgefühl also positiv auf Schmerzsymptome, das Immunsystem und die Zellalterung auswirken – möglicherweise über ein stärkeres Gefühl des sozialen Eingebundenseins und über einen subjektiv größeren Lebenssinn.

4 Ziele und Indikationsbereiche mitgefühlsfokussierter Interventionen

4.1 Ziele

Dem mitgefühlsorientierten Störungsmodell (Gilbert, 2013a) zufolge entstehen psychische Störungen aufgrund eines Ungleichgewichts zwischen Bedrohungs-, Antriebs- und Fürsorgesystem. Die mitgefühlsbedingte Aktivierung des Fürsorgesystems trägt dazu bei, dass alle drei Systeme wieder im Gleichgewicht sind, was wiederum nachweislich positive Konsequenzen für Affekt, Selbstregulation, Beziehungen sowie die psychische und körperliche Gesundheit hat. Vor diesem Hintergrund ist es sinnvoll, Mitgefühl bei Menschen mit psychischen Erkrankungen systematisch zu fördern. Da Mitgefühl eine allgemein menschliche Eigenschaft ist, die in jedem von uns veranlagt ist (van den Brink & Koster, 2013), geht es nicht darum, etwas Neues zu entdecken und zu erlernen, sondern eher darum, etwas Vorhandenes freizulegen und weiter auszubauen (Bornemann & Singer, 2013). Brähler (2015) stellt die Analogie zu einem Muskel her, den man in der Vergangenheit nicht ausreichend benutzt hat und der trainiert werden muss. Glücklicherweise ist es möglich, Mitgefühl auszubauen, denn unser Gehirn ist plastisch, das heißt, es ist veränderbar (van den Brink & Koster, 2013), und es ist nie zu spät, mit dem Üben von Mitgefühl anzufangen. Zur Steigerung von Mitgefühl bieten sich mitgefühlsorientierte Interventionen an. Dabei ist das Ziel der Anwendung mitgefühlsorientierter Interventionen nicht primär, dass Patienten lernen, bedrohungs- und antriebsbezogene negative Gefühle und Wünsche zu reduzieren, sondern dass sie lernen, sich mit diesen Gefühlen und Wünschen zu konfrontieren, sie anzunehmen und zu tolerieren, ohne hierauf impulsiv mit dysfunktionalen Bewältigungsstrategien zu reagieren (Brach, 2003; Gilbert, 2013a). Da dies viel Sicherheit, Offenheit, Kraft und Mut erfordert, benötigen Patienten Mitgefühl. Ziel des Einsatzes mitgefühlsfokussierter Interventionen ist also nicht primär der Abbau von negativen Gefühlen und Wünschen, sondern der mitfühlende Umgang mit sich selbst während des Erlebens selbiger (van den Brink & Koster, 2013), um letztlich einen anderen Umgang mit unerwünschten Gefühlen und Wünschen zu etablieren. Fortschritte in mitgefühlsorientierten Therapien erkennt man daher auch nicht zwangsläufig an einer Zunahme positiver Emotionen oder einer Abnahme der Symptomatik, sondern vor allem an einer größeren Bereitschaft, schmerzhafte Emotionen wahrzunehmen, auszuhalten und sich dabei zu unterstützen (van den Brink & Koster, 2013). Dementsprechend können auch nach der Anwendung mitgefühlsorientierter Interventionen noch Symptome vorliegen, der Umgang hiermit sollte jedoch anders sein. Interessanterweise ist es aber meistens so, dass Mitgefühl – auch wenn dies nicht primär intendiert ist – zu einer Reduktion negativer Gefühle und damit assoziierten Handlungen aus dem Bedrohungs-, Schutz- und Antriebssystem führt, welche zusammen in der Regel die Symptome einer psychischen Erkrankung ausmachen.

4.2 Indikationsbereiche

4.2.1 Allgemeine Indikationsbereiche

Ganz allgemein kann man sagen, dass eine Förderung von Mitgefühl bei Menschen sinnvoll ist, die unter einer Überaktivität des Bedrohungs- und/oder Antriebssystems leiden und aufgrund von Defiziten in der Aktivierung von Mitgefühl Schwierigkeiten haben, beide Systeme herunter zu regulieren. Dies kann sich darin äußern, dass sie häufig unter negativen Gefühlen leiden und bedrohungs- bzw. antriebsgesteuertes Verhalten zeigen. Typische Bedrohungsschutzreaktionen sind z. B. Vermeidung, Selbstkritik, Grübeln und Sich-Sorgen. Typisches antriebsgesteuertes Verhalten ist z. B. Suchtverhalten. Außerdem sind mitgefühlsorientierte Interventionen bei Menschen geeignet, die sich in Beziehungen schnell bedroht fühlen, anderen nicht verzeihen können und Schwierigkeiten haben, sich selbst und anderen in interaktionellen Situationen Mitgefühl entgegenzubringen und von ihnen zu empfangen.

Mitgefühlsorientierte Interventionen können prinzipiell transdiagnostisch eingesetzt werden. Kontraindikationen sind jedoch schwere Depressionen mit Suizidalität, Manien, Psychosen sowie Substanzabhängigkeiten im Akutstadium (van den Brink & Koster, 2013). Bei diesen Erkrankungen steht eine medikamentöse Behandlung bzw. eine Entzugsbehandlung im stationären Setting im Vordergrund. Nach Abklingen der Akutsymptomatik (bzw. teilweise auch währenddessen als ergänzende Maßnahme) steht der Anwendung mitgefühlsorientierter Interventionen jedoch auch bei diesen Patientengruppen nichts im Weg (Braehler et al., 2013; Braehler, Harper & Gilbert, 2013; Gumley, Braehler, Laithwaite, MacBeth & Gilbert, 20010; Lowens, 2010). Da Mitgefühl die Stärke und Bereitschaft, sich mit traumatischen Erlebnissen und den damit verbundenen negativen Gefühlen auseinanderzusetzen erhöht, eignet sich der Einsatz mitgefühlsorientierter Interventionen auch besonders für Patienten mit traumatischen Erfahrungen (Gilbert, 2013a; Jinpa Langri & Weiss, 2013; Ozawa-de Silva & Negi, 2013). Einschränkend hinzuzufügen ist jedoch, dass mitgefühlsorientierte Trainings nicht als primärer und alleiniger Behandlungsansatz bei traumatisierten Patienten eingesetzt werden sollten (van den Brink & Koster, 2013). Dies gilt jedoch prinzipiell für alle psychischen Erkrankungen.

4.2.2 Besonderheiten von Mitgefühl und spezifische Indikationsbereiche

Der allgemeine Indikationsbereich für mitgefühlsorientierte Interventionen ist also relativ breit gefächert. Nachdem jedoch situative und auch personelle Kontextfaktoren die Effektivität einzelner therapeutischer Strategien nachgewiesenermaßen beeinflussen, kann man davon ausgehen, dass auch die Effektivität mitgefühlsfokussierter Interventionen von bestimmten Kontextfaktoren beeinflusst wird (Aldao, 2013; Aldao & Nolen-Hoeksema, 2012; Bonanno, Papa, Lalande, Westphal & Coifman, 2004). Tatsächlich gibt es neben den eher allgemeinen Indikationsbereichen auch spezifische Bereiche, in denen die Förderung von Mitgefühl besonders sinnvoll ist. Darüber hinaus können bestehende Verfahren, beispielsweise aus der KVT, durch die Anwendung von Mitgefühl optimiert werden. Im Folgenden werden deshalb spezifische Einsatzbereiche sowie Besonderheiten mitgefühlsorientierter Interventionen dargestellt.

4.2.2.1 Förderung emotionaler Unabhängigkeit

Die therapeutische Beziehung in der Psychotherapie ist u. a. dadurch gekennzeichnet, dass der Therapeut dem Patienten Mitgefühl entgegenbringt und ihn dabei unterstützt, seine Probleme zu lösen. Viele Patienten haben deshalb auch oft noch außerhalb der Therapiesitzungen „die Stimme des Therapeuten als Echo im Ohr" (Germer, 2013, S. 15). Mitgefühl in der therapeutischen Beziehung ist unablässig, damit Patienten sich sicher genug fühlen, um sich zu öffnen und an ihren Problemen zu arbeiten. Für Patienten kann es jedoch von großem Vorteil sein, wenn sie sich auch selbst Mitgefühl entgegenbringen können. Gilbert (2000) geht davon aus, dass unabhängig davon, ob Mitgefühl von uns selbst oder anderen ausgeht, ein und dasselbe neuronale System aktiviert wird. Das bedeutet, dass Mitgefühl durch andere und Mitgefühl durch uns selbst dieselben Auswirkungen hat. Vor diesem Hintergrund und angesichts dessen, dass Selbstmitgefühl Patienten davor bewahren kann, in eine übermäßig starke Abhängigkeit von anderen, wie z. B. dem Therapeuten, zu geraten, kann es hilfreich sein, Patienten dabei anzuleiten, sich selbst Mitgefühl entgegenzubringen. Es reduziert die Wahrscheinlichkeit dafür, dass Patienten zwischen den Sitzungen zu sehr leiden und/oder nach der Therapie rückfällig werden. Darüber hinaus kann Selbstmitgefühl insbesondere bei Patienten, die grundlegend die Neigung haben, sich von anderen abhängig zu machen und andere als „Bindungs- und Selbstwertspender" zu nutzen (Neff, 2011) auch im Alltag nützlich sein, da die Verfügbarkeit anderer zur Befriedigung der eigenen Bedürfnisse begrenzt ist und andere Menschen einem auch nicht immer wohlgesonnen sind (Germer, 2013; Neff, 2003a).

Auch wenn die Hilfe zur Selbsthilfe Kernbestandteil bestehender psychotherapeutischer Verfahren ist, so wird die emotionale Selbstständigkeit oft nicht ausreichend gefördert. Die Förderung von Selbstmitgefühl kann zu einer verstärkten intrapersonellen Befriedigung von Bindungs- und Selbstwertbedürfnissen und damit zu einer stärkeren emotionalen Selbstständigkeit der Patienten führen.

4.2.2.2 Reduktion stark negativer Stimmungszustände

Mitgefühlsfokussierte Interventionen sind vermutlich bei stärkeren, negativen Stimmungszuständen, insbesondere im Vergleich zu veränderungsorientierten Strategien, besonders effektiv. So zeigen die Ergebnisse von Diedrich und Kollegen (2014), dass eine kurze mitgefühlsfokussierte Imaginationsübung bei Patienten mit Depression und stark depressiver Stimmung effektiver zur Regulation depressiven Affekts war als die kognitive Umstrukturierung der zugehörigen depressiven Kognitionen. Es zeigte sich auch ein Trend für die Überlegenheit von Selbstmitgefühl gegenüber Akzeptanz als Emotionsregulationsstrategie bei stark depressiver Stimmung (vgl. Abb. 6). Dieser Unterschied war jedoch nicht

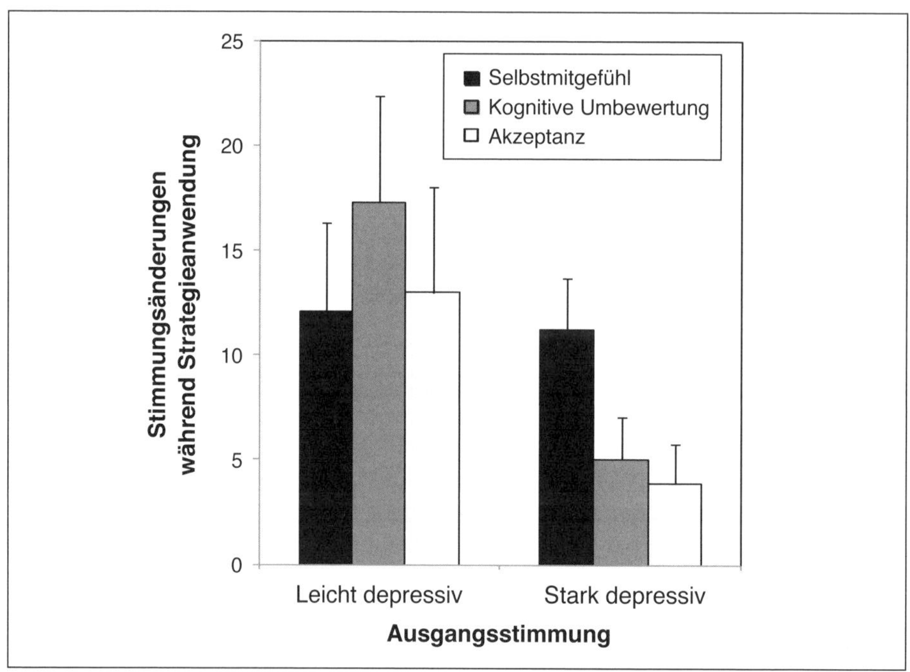

Abbildung 6: Mittlere Änderungen der depressiven Stimmung während der Anwendung von Selbstmitgefühl, kognitiver Neubewertung und Akzeptanz bei Patienten mit leicht und stark depressiver Ausgangsstimmung

signifikant. Eine mögliche Erklärung für den großen Effekt von Selbstmitgefühl bei stark negativer Stimmung ist, dass in diesem Zustand Bedürfnisse nach Verbundenheit, Anteilnahme, Sicherheit und Hilfe besonders stark frustriert sind und dementsprechend durch Mitgefühl besonders gut befriedigt werden können. Möglicherweise führt Mitgefühl in dieser Situation zu einer Art Erleichterung und ermöglicht Patienten, bestehende Situationen besser akzeptieren zu können, was wiederum zu einer verbesserten Stimmung beitragen könnte. Es lässt sich von diesem Befund also gegebenenfalls ableiten, dass stark negativen Stimmungszuständen möglicherweise erst mitfühlend begegnet werden muss, ehe sie durch den Einsatz veränderungsorientierter Techniken reduziert werden können. Dieser Ansatz ähnelt dem Vorgehen der dialektisch-behavioralen Therapie (DBT), in dessen Rahmen die Validierung stark negativer Gefühle auch vor der Veränderung selbiger steht (Linehan, 2006). Bisher wurde jedoch noch nicht empirisch geklärt, ob sich dieser Effekt auch bei anderen psychischen Erkrankungen als der Depression finden lässt.

4.2.2.3 Förderung von Akzeptanz gegenüber (vorerst) Unveränderlichem

Das Ziel der meisten psychotherapeutischen Verfahren ist die Reduktion von Symptomen und die Heilung von Krankheiten (Brach, 2003; Germer, 2013). Zu diesem Zweck wird häufig an den Ursachen eines Problems angesetzt und es wird versucht, Probleme zu lösen bzw. Veränderungen herbeizuführen (Brach, 2003). Auch die Forschung beschäftigt sich vornehmlich damit, Verfahren zu entwickeln, die Leid eliminieren (van den Brink & Koster, 2013). Die Tatsache, dass eine Person leidet, und die leidvollen Erfahrungen selbst geraten dabei häufig in den Hintergrund. Bei Patienten, die unter unkontrollierbaren oder unveränderbaren Problemen leiden, wie beispielsweise einer unheilbaren Krebserkrankung, einer chronischen Schizophrenie oder aber der eigenen Unzulänglichkeit, ist dies jedoch problematisch (Brach, 2003; van den Brink & Koster, 2013). Überhaupt nicht beim Leid anzukommen und (sofort) zu versuchen, möglicherweise unkontrollierbare Situationen zu kontrollieren, führt häufig zur Aufrechterhaltung oder sogar zur Verstärkung der Symptomatik, denn es signalisiert der Amygdala, dass eine Bedrohung vorliegt und der Ist-Zustand nicht in Ordnung ist (Berking, 2010; Berking & Whitley, 2014; van den Brink & Koster, 2013). Mitgefühlsorientierte Interventionen vermitteln hingegen einen anderen Umgang mit unkontrollierbaren und unveränderbaren Problemen. „Dieses Verhältnis [zum Leid] ist weniger vermeidend, weniger verstrickend, annehmender, mitfühlender und bewusster“ (Germer, 2013, S. 47) und führt zu mehr Akzeptanz von negativen Gefühlen (Diedrich, Burger et al., 2015). Auch achtsamkeits- und akzeptanzbasierte Verfahren haben solch ein Verhältnis zu negativen Emotionen (Germer, 2013; Hayes, Strosahl & Wilson, 1999; Segal, Williams & Teasdale, 2002). „[Mitgefühl] ist natürlich immer hilfreich, auch wenn die Bemühungen zunächst auf Heilung ausgerichtet sind. Aber liebevolle Fürsorge ist dann unverzichtbar, wenn es für das primäre Leiden keine Heilung mehr gibt" (van den Brink & Koster, 2013, S. 25). Von Ambroise Paré, einem berühmten französischen Chirurgen der Renaissance, stammt das Zitat: „Manchmal heilen, oft lindern, immer trösten" (van den Brink & Koster, 2013). Dieser Kommentar verdeutlicht, wie wichtig Mitgefühl ist, insbesondere dann, wenn Veränderungen (vorerst) nicht oder nur in geringem Maße möglich sind.

Beispiel:

Die 45-jährige Patientin kommt aufgrund einer mittelschweren depressiven Episode in Behandlung. Es ist das erste Mal in ihrem Leben, dass sie sich in Behandlung begibt. Bisher hat es keinen Anlass dazu gegeben, denn es lief immer alles rund in ihrem Leben. Sie hat studiert, Karriere gemacht, ist verheiratet und hat eine jugendliche Tochter. Die Familie hat keine finanziellen Probleme und lebt in einem Einfamilienhaus. Zu ihrer Ursprungsfamilie hat sie guten Kontakt. Selbst wenn in der Vergangenheit Probleme aufgetaucht sind, hatte sie diese gut im Griff. Ein Jahr, bevor sie in Behandlung kommt, erkrankt sie schwer. Danach gerät ihr Leben völlig aus den Fugen. Die Behandlung der Erkrankung macht ihr schwer zu schaffen und sie entwickelt starke Schuldgefühle, anderen zur Last zu fallen. Hinzu kommt, dass sich ihre 16-jährige Tochter nicht mehr an Regeln hält. Sie bleibt abends länger weg als sie darf, sie macht ihre Hausaufgaben oft nicht, räumt ihr Zimmer nicht mehr auf und übernimmt die ihr übertragenen Aufgaben nicht mehr. Die Patientin hat das Gefühl, dass ihr alles entgleitet. Sie hat das Gefühl, keine Kontrolle mehr über sich und ihr Umfeld zu haben. Anstatt sich in dieser Situation selbst zu unterstützen, kritisiert sie sich jedoch dafür und gibt sich selbst die Schuld. Den Ausbruch der depressiven Episode erlebt sie als erneuten Kontrollverlust. Anstatt sich Hilfe zu suchen, probiert sie zuerst monatelang, selbst mit ihren Problemen klarzukommen. Sie versucht, sich zusammenzureißen und geht trotz erheblichen Schlafmangels arbeiten. Sie probiert alles, um die Situation zu ändern und versucht gleichzeitig, ihr Leben so weiterzuleben wie zuvor. Sie merkt, dass sie der Kampf gegen ihre Tochter, gegen die körperliche Erkrankung und gegen die Depression sehr mitnimmt. In der Therapie erarbeiten Therapeutin und Patientin, wie sie in dieser Situation mitfühlender und fürsorglicher mit sich umgehen kann, um der Situation akzeptierender entgegentreten zu können. Der Aufbau von Mitgefühl führt dazu, dass sie ihre Erkrankung anerkennt, sich krankschreiben und ein Schlaf anstoßendes Antidepressivum verschreiben lässt. Dies verbessert ihre Stimmungslage bereits erheblich. Darüber hinaus trägt die mitfühlende Einstellung gegenüber sich selbst dazu bei, dass sie beginnt, sich wieder verstärkt um sich selbst zu kümmern und Aktivitäten in ihren Alltag zu integrieren, die ihr gut tun und nichts mit ihrer Tochter oder der Erkrankung zu tun haben. Ihrer Tochter lässt sie im weiteren Verlauf selbst mehr Verantwortung für ihre Probleme übernehmen und kämpft weniger gegen sie an. Mitgefühl und Akzeptanz helfen ihr, besser mit ihrer Situation umzugehen.

4.2.2.4 Steigerung kollektiven Denkens

Bestehende psychotherapeutische Ansätze sind eher individualistisch geprägt (Singer & Bolz, 2013). Individualistisch geprägte Therapie kann jedoch Gefühle von Selbstbezogenheit und Egozentrismus stärken, was schädlich für das psychische Wohlergehen sein kann, insbesondere dann, wenn der Patient ohnehin Schwierigkeiten hat, die Bedürfnisse und Gefühle anderer empathisch wahrzunehmen. Mitgefühlsorientierte Interventionen sind im Gegensatz dazu weniger individualistisch ausgerichtet. Sie fokussieren mehr auf die Verbundenheit der Menschen (Neff, 2003a, b; Singer & Bolz, 2013) und fördern kollektivistisches Denken. Die Förderung von Mitgefühl anderen gegenüber impliziert das Erkennen, dass alle Menschen Probleme haben, dass Leid zum Leben dazugehört, dass wir hierüber miteinander verbunden sind und dass wir alle den Wunsch haben, glücklich zu sein. Diese Sichtweise kann nicht nur Egozentrismus abbauen, sondern infolge dessen auch dazu beitragen, dass interaktionelle Probleme (z. B. häufiger Ärger gegenüber Beziehungspartnern oder die Unfähigkeit, anderen zu verzeihen) besser gelöst werden können.

4.2.2.5 Verstärkte Aktivierung von Emotionen beim Einsatz kognitiver Techniken

In der KVT werden verschiedene kognitive Techniken, wie der sokratische Dialog oder die Spaltentechnik eingesetzt, um dysfunktionale Kognitionen durch funktionalere zu ersetzen und eine positive Auswirkung auf das emotionale Erleben zu erreichen. Ein bekanntes Problem beim Einsatz kognitiver Techniken ist jedoch, dass sich die neuen Kognitionen oftmals nicht (sofort) auf das Gefühl des Patienten auswirken, was jedoch der eigentliche Zweck kognitiver Techniken ist. Das heißt, dass manche Patienten zwar dazu in der Lage sind, ihre Gedanken zu ändern und auch durchaus rational verstehen, dass diese einen Einfluss auf ihre Gefühle haben müssten, sie sich aber trotzdem nicht anders fühlen, wenn sie anders denken (van den Brink & Koster, 2013). Um dieses Problem zu lösen, wurden in der Vergangenheit bereits unterschiedliche Vorgehensweisen vorgeschlagen: Man müsse eine bestimmte therapeutische Beziehung als Voraussetzung schaffen; man müsse zuerst achtsamkeits- und akzeptanzbasierte Interventionen einsetzen; man müsse dem Patient mehr Zeit lassen; der Patient müsse mehr üben, oder aber man müsse die problematischen Emotionen aktivieren, damit sich die Kognitionen auf die Emotionen auswirken können (Gilbert, 2013a; Hayes, Follette & Linehan, 2004; Leahy, 2001).

Gilbert (2013a) zufolge ist das Problem, dass sich die Veränderung von Kognitionen nicht auf Emotionen auswirkt, darauf zurückzuführen, dass die Veränderung von Kognitionen und die Veränderung von Emotionen in unterschiedlichen neuronalen Verarbeitungssystemen ablaufen und manche Patienten keinen Zugriff auf das System haben, welches für die emotionale Verarbeitung zuständig ist. Gilbert (2013a) schlägt deshalb vor, beim Ersetzen dysfunktionaler Gedanken durch funktionale darauf zu achten, dass auch die Vermittlung der neuen Gedanken mitfühlend ist, denn dann wird das implizite System aktiviert, welches wiederum für die emotionale Verarbeitung zuständig ist.

Dies kann beispielsweise bedeuten, dass der Patient sich die neu entwickelten Kognitionen mit einer freundlichen und unterstützenden Stimme entweder innerlich leise oder laut vorsagt. Ebenso hilfreich kann es in diesem Kontext sein, Körperhaltung, Gestik und Mimik dem Inhalt der neu entwickelten Gedanken anzupassen. Es geht bei der Entwicklung der neuen Gedanken also gewissermaßen um das anfängliche „Schauspielern“ eines mitfühlenden Menschen. Schauspieler würden sich nie nur auf das Auswendiglernen ihres Textes konzentrieren, sondern immer auch darauf, wie der Text durch Stimme, Tonfall, -melodie, -lautstärke, Gestik, Mimik und Haltung glaubhaft gemacht wird. Mit der Tonlage und Stimme schwingen immer Botschaften und Gefühle mit, u. a. auch, ob man sich selbst seine Gedanken glaubt oder nicht (Brach, 2003). Die wiederholte Aktivierung des impliziten Systems führt dann aufgrund der neuronalen Plastizität unseres Gehirns dazu, dass bei der Aktivierung der Kognitionen auch die zugehörigen Emotionen aktiviert werden. Damit unterscheidet sich die klassische kognitive Umstrukturierung wesentlich von der einer mitfühlenden Etablierung neuer Gedanken.

4.2.2.6 Förderung bedingungsloser Selbstakzeptanz

In der KVT werden zur Herstellung von Gefühlen der Selbstsicherheit häufig Interventionen zur Steigerung des bedingten Selbstwerts eingesetzt. Dabei handelt es sich um Interventionen, die auf der Annahme beruhen, dass wir aufgrund bestimmter Bedingungen, wie eigenen Erfolgen, Stärken, Leistungen und/oder Anerkennung, wertvoll sind. Diese Übungen schließen beispielsweise ressourcenorientiertes Arbeiten mit ein (Grawe, 1998). Interventionen, die die Förderung bedingungsloser Selbstkonzepte wie Selbstakzeptanz (Potreck-Rose & Jacob, 2007) anvisieren und die auf eine Entkoppelung des Selbstwerts von Bedingungen (Stavemann, 2008) abzielen, sind seltener. Auch wenn Übungen zur Förderung des bedingten Selbstwerts sinnvoll sind, um eine positivere Selbstbewertung zu fördern und infolge dessen positivere Gefühle in Bezug auf sich selbst zu erzeugen, so weisen sie auch potenzielle Nachteile auf. Zum einen kann eine übermäßig starke Fokussierung auf die eigenen Stärken und Ressourcen bei gleichzeitigem Ignorieren eigener Unzulänglichkeiten zu einer reduzierten persönlichen Weiterentwicklung führen (z. B. Baumeister, Heatherton & Tice, 1993; Neff, 2011) und mit Selbstgefälligkeit und Isolation einhergehen (Neff, 2003a, 2011). Zum anderen vermittelt ressourcenorientiertes Arbeiten keine Lösung für Situationen, in denen negative Gefühle ausgelöst werden, weil selbst definierte Ziele nicht (sofort) erreicht wurden und der Patient sich mit den eigenen Unzulänglichkeiten auseinandersetzen muss (Crocker, Sommers & Luhtanen, 2002). Mitgefühlsbasierte Interventionen können Übungen zur positiven Selbstwertschätzung dahingehend ergänzen, dass sie Möglichkeiten des Umgangs mit den eigenen negativen Selbstanteilen anbieten. Sie fördern einen akzeptierenden Umgang mit den eigenen Unzulänglichkeiten und Schwächen. Wenn wir mitfühlend mit uns umgehen, bewerten wir uns auch dann als wertvoll, wenn wir schlechter sind als andere, wenn wir Fehler machen und Unzulänglichkeiten zeigen. Wenn wir mitfühlend mit uns umgehen, akzeptieren wir die Tatsache, dass jeder Mensch Stärken und Schwächen hat und bringen uns gerade bei Versagen bzw. wenn wir Unzulänglichkeiten zeigen, Verständnis, Mitgefühl und Wärme entgegen. Darüber hinaus fördert Mitgefühl durch das Anerkennen von Schwächen die persönliche Weiterentwicklung sowie eine stärkere Verbundenheit mit anderen Menschen. Somit stellen mitgefühlsfokussierte Interventionen eine optimale Ergänzung zu ressourcenorientierten Übungen dar, die die Wahrnehmung der eigenen positiven Selbstanteile und assoziierter Gefühle ermöglichen.

5 Erfassung von Mitgefühl

Zu Beginn der Therapie können Fragebögen zur Erfassung von Defiziten in Mitgefühl und Selbstmitgefühl eingesetzt werden. So können subjektive Einschätzungen des Therapeuten hinsichtlich der Notwendigkeit mitgefühlsorientierter Interventionen durch Maße der Selbstbeobachtung des Patienten ergänzt werden. Darüber hinaus können Fragebögen im Therapieverlauf angewendet werden, um Veränderungen im Ausmaß des Mitgefühls sich selbst und anderen gegenüber zu erfassen.

Zur Erfassung von Mitgefühl für andere existieren bisher nur zwei englischsprachige Instrumente, die Compassionate Love Scale (Sprecher & Fehr, 2005), welche derzeit in der Arbeitsgruppe von Stangier und Kollegen validiert wird, und die Compassion Scale (Pommier, 2010). Zur Einschätzung von habituellem Selbstmitgefühl gibt es bisher zwei Fragebögen: die Forms of Self-Criticizing/Attacking and Self-Reassuring Skala (FSCRS; Gilbert, Clarke, Hempel, Miles & Irons, 2004) und die Self-Compassion Skala (SCS; Neff, 2003b). Die FSCRS erfasst neben einem unterstützenden Umgang mit sich selbst auch einen kritischen Umgang mit sich selbst. Es existiert derzeit jedoch noch keine validierte deutsche Übersetzung. Die SCS ist die bisher am häufigsten eingesetzte Skala zur Erfassung von Selbstmitgefühl. Es liegen eine englische Originalversion und eine validierte deutsche Übersetzung vor. Zur *situativen* Erfassung von Selbstmitgefühl gibt es bisher nur eine englische Version (Self-Compassion and Self-Criticism Scale; Falconer, King & Brewin, 2015). Im Folgenden wird die SCS als einziges Instrument zur Erfassung von Selbstmitgefühl, die im Deutschen vorliegt, genauer dargestellt.

Die SCS (englische Originalversion von Neff, 2003b) erfasst einen mitfühlenden Umgang mit sich selbst bei der Konfrontation mit persönlichen Unzulänglichkeiten, Versagenssituationen und/oder Leid. Die veröffentlichte deutsche Übersetzung mit 26 Items (Hupfeld & Ruffieux, 2011) setzt sich aus den sechs Skalen Achtsamkeit, Über-Identifikation, Selbstfreundlichkeit, Selbstkritik, Gemeinsames Menschsein und Isolation zusammen. Neben der Originalversion gibt es auch eine englische Kurzversion von Raes, Pommier, Neff und Van Gucht (2011), die sich aus 12 Items zusammensetzt. Die deutsche Übersetzung ist ebenso von Hupfeld und Ruffieux (2011; vgl. Anhang, S. 141). Sie besteht aus denselben sechs Skalen der Originalversion, jedoch mit nur jeweils zwei Items pro Subskala (siehe Klammern): Achtsamkeit (3, 7), Überidentifikation (1, 9), Selbstfreundlichkeit (2, 6), Selbstkritik (11, 12), Gemeinsames Menschsein (5, 10) und Isolation (4, 8). Antworten werden auf einer Skala von 1 (sehr selten) bis 5 (sehr oft) gegeben. Die Werte der Subskalen und der Gesamtwert werden als Mittelwert der Einzelitems berechnet. Die Werte der Items der Skalen Überidentifikation, Selbstkritik und Isolation müssen jedoch vorher rekodiert werden (6 – Itemwert). Insgesamt entsprechen höhere Werte im Gesamtwert einem stärker ausgeprägten Selbstmitgefühl. Die Bearbeitung der Kurzform liegt bei fünf bis zehn Minuten.

Die Reliabilität, sprich die Messgenauigkeit, der englischen sowie der deutschen Versionen sind insgesamt gut (Hupfeld & Ruffieux, 2011; Neff, 2003b; Raes et al., 2011), jedoch bestehen Zweifel an der Passung der Faktorenstruktur der SCS (z. B. Williams, Dalgleish, Karl & Kuyken, 2014). Williams und Kollegen (2014) konnten die hierarchische 6-Faktorenstruktur der englischen Version weder in einer Bevölkerungsstichprobe noch in einer Stichprobe mit Meditierenden noch in einer klinischen Population mit Menschen mit rezidivierender Depression bestätigen. Hupfeld und Ruffieux (2011) konstatieren, dass die Skalen der deutschen Version der SCS wahrscheinlich nicht vollständig durch ein dahinterliegendes Konstrukt „allgemeines Selbstmitgefühl" erklärbar sind.

6 Steigerung von Mitgefühl in der Praxis

6.1 Integrativer Einsatz mitgefühlsfokussierter Interventionen

Mitgefühlsorientierte Interventionen können im Rahmen verschiedener psychotherapeutischer Verfahren eingesetzt bzw. mit bestehenden Behandlungskonzepten kombiniert werden. Beim mitgefühlsfokussierten Ansatz handelt es sich also nicht um eine völlig neue und eigenständige Therapieform, sondern vielmehr um einen Ansatz, der auf bestehenden Verfahren wie der KVT, der Acceptance-and-Commitment-Therapie (Hayes et al., 1999), der Dialektisch-Behavioralen Therapie (DBT, Linehan, 2006), der emotionsfokussierten Therapie (Greenberg, 2002) und der Schematherapie (Young, Klosko & Weishaar, 2008) aufbaut und sich mit selbigen verbinden lässt. Es handelt sich bei mitgefühlsorientierten Interventionen größtenteils auch nicht um völlig neue Techniken, sondern um bekannte Techniken aus bereits bestehenden psychotherapeutischen Verfahren, deren Fokus jedoch darauf liegt, mitfühlend mit sich und anderen umzugehen. So können beispielsweise kognitive Techniken aus der KVT (Leibing, Hiller & Sulz, 2003), Imaginationsübungen aus der Schematherapie (Young et al., 2008) oder aber auch die Stühle-Arbeit aus der emotionsfokussierten Therapie (Greenberg, 2002) als mitgefühlsorientierte Interventionen eingesetzt werden, wenn sie darauf ausgerichtet sind, sich selbst oder andere in schwierigen und emotionalen Situationen zu unterstützen. Wenn eine Erhöhung von Mitgefühl aufgrund besonderer individueller oder situativer Umstände indiziert ist (vgl. Kapitel 4.2), können bestehende Behandlungsansätze durch den mitgefühlsfokussierten Ansatz optimiert und Behandlungserfolge erhöht werden.

Darüber hinaus lässt sich der mitgefühlsfokussierte Ansatz auch gut mit einer medikamentösen Behandlung kombinieren. Da Mitgefühl gegenüber sich selbst das achtsame und liebevolle Wahrnehmen emotionaler Zustände beinhaltet, gehen manche Patienten davon aus, dass eine medikamentöse Behandlung, welche darauf abzielt, negative Gefühle zu dämpfen oder zu reduzieren, dem Konzept von Mitgefühl widersprechen würde (Brach, 2003; Germer, 2013). Diese Argumentation und Sichtweise ist nachvollziehbar und so lange wie negative Gefühle ausgehalten werden können, sollte auch eher auf eine Medikation verzichtet werden. Manchmal ist eine medikamentöse Begleitbehandlung jedoch unerlässlich und auch unbedingt indiziert. Dies ist z. B. bei schweren Depressionen, ausgeprägten Angststörungen, bipolaren oder psychotischen Störungen der Fall. In solchen Situationen ist das (kurzfristige) Einnehmen einer Medikation tatsächlich die denkbar selbstmitfühlendste Intervention (Brach, 2003). Sie widerspricht dann auch nicht dem Konzept von Selbstmitgefühl, da der Patient durch die Einnahme der Medikation sein Leid ernst nimmt, auf die eigene Bedürfnislage eingeht und sich das gibt, was er braucht, damit es ihm besser geht (Germer, 2013). Folglich können mitgefühlsorientierte Interventionen durchaus mit einer medikamentösen Behandlung kombiniert werden. Die medikamentöse Behandlung setzt dabei an den biologischen Ursachen der Erkrankung an und die mitgefühlsorientierten Interventionen an den psychischen Ursachen.

6.2 Mitgefühlsfokussierte Beziehungsgestaltung

Eine mitgefühlsorientierte Beziehungsgestaltung ist die Basis für den Einsatz jeglicher Strategie zur Steigerung von Mitgefühl. Sie wird in der Regel tatsächlich im Rahmen jeglicher Therapieschule eingesetzt, um beim Patienten Gefühle von Sicherheit und Geborgenheit zu schaffen, welche wiederum Grundlage dafür sind, dass sich der Patient traut, in der Therapie mit seinen Problemen und seinem Leid offen auseinanderzusetzen (Gilbert, 2013a). Sie ermöglicht dem Patienten, seine Probleme und deren Ursprünge mit einem Gefühl der Sicherheit zu reflektieren und durchdachte und für ihn langfristig hilfreiche Entscheidungen zu treffen. Dies ist die Voraussetzung für Veränderung und Weiterentwicklung. Mitgefühl in der therapeutischen Beziehung dient auch dazu, dass der Patient die Therapie auch bei scham- oder schuldbesetzten oder auch subjektiv versagensbezogenen Situationen nicht abbricht. Idealerweise dient der mitfühlende Umgang des Therapeuten mit dem Patienten auch als Modell für den Patienten, sodass dieser wiederum einen mitfühlenden Umgang mit sich selbst internalisieren und somit auch außerhalb der Therapie anwenden kann (Gilbert, 2013a). Wenn die therapeutische Beziehung nicht von Mitgefühl gekennzeichnet ist, bleibt der Patient im Bedrohungsmodus und setzt unterschiedliche interpersonelle Bedrohungsschutzreaktionen zum Umgang mit aufkommenden Ängsten und/oder Schamgefühlen ein. Beispielsweise wird er in einer kalten therapeutischen Beziehung wahrscheinlich weniger offen über seine Probleme sprechen und er wird die Therapie bei scham- oder schuldbesetzten Themen mit einer höheren Wahrscheinlichkeit abbrechen als in einer fürsorglichen.

Der Therapeut kann verschiedene Techniken einsetzen, um Gefühle der Sicherheit und Geborgenheit beim Patienten herzustellen. Der mitfühlende Therapeut bringt dem Patienten Wärme entgegen und vermittelt ihm glaubhaft, dass er ihm qualifiziert helfen wird. Er hört dem Patienten achtsam zu, hält Augenkontakt, nimmt eine zugewandte Körperhaltung ein und nimmt das Leid des Patienten ernst (Ivey & Ivey, 2003). Gleichzeitig vermittelt der Therapeut dem Patienten, dass es wichtig ist, was er sagt, und dass er ihn mit seinem Leid akzeptiert und respektiert. Er validiert die Gedanken, Gefühle und Sichtweisen des Patienten, indem er dem Patienten vor dem Hintergrund der evolutionären und genetischen Bedingtheit des Menschen sowie vor dem Hintergrund seiner biografischen Erfahrungen Verständnis entgegenbringt (Gilbert, 2013a). Er betont, dass die Menschen nur bis zu einem bestimmten Grad Einfluss darauf haben, wer sie geworden sind. Gilbert (2013a) wiederholt beispielsweise immer wieder den Satz „Es ist nicht Ihre Schuld“, wenn es um die Akzeptanz psychischer Beschwerden geht. Darüber hinaus vermittelt der mitfühlende Therapeut dem Patienten, dass Probleme, negative Gefühle und auch Leid Erfahrungen sind, die alle Menschen irgendwann im Laufe ihres Lebens machen und die damit auch alle Menschen miteinander verbinden. Dadurch macht er dem Patienten bewusst, dass es Menschen gibt, die ähnliche Probleme haben und normalisiert sein Erleben vor dem Hintergrund der evolutionären, genetischen und lerngeschichtlichen Bedingtheit der Menschen. Wichtig ist, dass der Therapeut den Patienten nicht pathologisiert oder Veränderungen erzwingen will. Er sollte in seiner Haltung weniger veränderungs- und lösungsorientiert sein als in anderen Therapieschulen (van den Brink & Koster, 2013). Darüber hinaus ist es nützlich, wenn er auf die Förderung von Wohlbefinden, Glücksgefühlen und Lebensqualität fokussiert. Hierzu kann der Therapeut dem Patienten Stärken, Ressourcen und Kraftquellen bewusst machen, ohne dabei jedoch negative Selbstanteile oder Leid zu ignorieren (van den Brink & Koster, 2013). Außerdem sollte der Therapeut dem Patienten bedingungslose Wertschätzung entgegenbringen.

Beispieldialog (nach Gilbert, 2013a, S. 92)

Th.: Susanne, wenn ich es richtig verstanden habe, dann war es beängstigend für Sie, als Ihre Mutter Drogen und Alkohol konsumierte, und wenn Sie Angst hatten, haben Sie sich in ihrem Zimmer versteckt und sich sehr allein gefühlt *(Pause und Raum für die Patientin)* – aber gleichzeitig wollten Sie Ihrer Mutter näher sein. Dass Sie selbst irgendwann Drogen genommen haben, ist absolut nachvollziehbar, denn wie mir scheint, wollten Sie einen Weg finden, um sich mit anderen Menschen verbunden und allgemein besser zu fühlen – und natürlich, um diese Einsamkeit und Verzweiflung zu lindern, die Sie so lange gefühlt haben *(Pause und Raum für die Patientin)*. Dass Sie zu Drogen gegriffen haben, war nicht Ihre Schuld. Es war der Teil von Ihnen, der herausfinden wollte, wie man sich besser fühlen und eine Verbindung zu anderen Menschen herstellen kann – er wollte dabei nur das Beste für Sie.

Pat.: Ja, aber ich hätte wissen müssen, wo das hinführt. Ich habe doch gesehen, was die Drogen aus ihrem verdammten Leben gemacht haben. Ich war dumm – so verdammt dumm.

Th.: *(sehr langsam und sanft)* Sehen Sie mich an, Susanne, es war nicht Ihre Schuld. Sie haben sich einfach nur unglaublich einsam gefühlt, oder? Es war nicht Ihre Schuld. Wären Sie in eine andere Familie hineingeboren worden, hätten Sie diesen Weg nie eingeschlagen.

(Schweigt lange Zeit, deshalb wiederholt er noch einmal langsam) Es war nicht Ihre Schuld.

Pat.: *(den Tränen nahe)* Oh, ich schätze, ein Teil von mir wollte nicht diesen Weg gehen, und ein anderer wollte es unbedingt; ich wollte einfach nur mit anderen Leuten zusammen sein und mich mit ihnen verbunden fühlen – mit irgendjemandem. Ich hatte mein ganzes Leben mit Junkies zu tun, also waren sie irgendwann meine Familie; Leute, die mich akzeptieren würden, und ich war wie sie.

Wichtig ist, dass mitgefühlsorientierte Beziehungsgestaltung nicht mit „unterwürfiger Nettigkeit" zu verwechseln ist, bei der jedes Verhalten des Patienten akzeptiert oder sogar gut geheißen wird. Im Gegenteil, Mitgefühl kann auch manchmal heißen, dem Patienten Grenzen zu setzen oder ihn zu etwas zu motivieren, wovor er Angst hat, wenn dies langfristig für ihn von Vorteil ist (Gilbert, 2013a). Der Fokus des Therapeuten sollte immer darauf liegen, herauszufinden, was für den Patienten langfristig am besten ist. So kann es z. B. mitfühlend sein, bei Regelmissachtung Grenzen zu setzen. Wenn ein abstinenter Patient mit Suchterkrankung beispielsweise rückfällig wird, obwohl die Aufrechterhaltung der Abstinenz als Therapieziel festgelegt wurde, ist es mitfühlend, den Konsum zu unterbrechen und eine stationäre Entzugsbehandlung einzuleiten. Darüber hinaus kann es mitfühlend sein, wenn der Therapeut einen Patienten mit Angsterkrankung dazu motiviert und ermutigt, Expositionsübungen durchzuführen, auch wenn sie kurzfristig sehr angstauslösend sein können (Gilbert, 2013a). In beiden Fällen ist es wichtig, dass der Therapeut dem Patienten die Sicherheit gibt, die er braucht, um sich dieser schwierigen Situation zu stellen, und dass er ihn bei dieser schwierigen Aufgabe unterstützt und ermutigt. Therapeuten, die ein starkes Bedürfnis danach haben, gemocht zu werden und/oder Angst vor Konflikten haben, können Schwierigkeiten damit haben, Patienten mitfühlend Grenzen zu setzen oder zu etwas zu motivieren, wovor sie Angst haben (Gilbert, 2013a). Es empfiehlt sich, dass diese Therapeuten das Setzen von Grenzen einüben, um diese Kompetenzen gezielt zur Förderung des Wohlbefindens von Patienten einsetzen zu können. Idealerweise besprechen sie ihre Schwierigkeiten in der Supervision und/oder Intervision.

Kennzeichen mitgefühlsfokussierter Beziehungsgestaltung

- Aufmerksames Zuhören.
- Validieren und Entpathologisieren.
- Vermitteln von Wärme über Mimik, Gestik, Haltung und Tonlage.
- Aufheitern, Ressourcenfokussierung und -aktivierung.
- Bestärken, Ermutigen, Hoffnung vermitteln.
- Erfahrung, Kompetenz, Aktivität und Stärke zum Ausdruck bringen.
- Grenzen setzen bei dysfunktionalem Verhalten.

6.3 Mitgefühlsfokussierte Psychoedukation und Fallkonzeptualisierung

6.3.1 Psychoedukation zum Störungsmodell und Fallkonzeptualisierung

Bevor man mitgefühlsorientierte Interventionen in der Therapie einsetzt, ist es von Nutzen (jedoch auch nicht unablässig), wenn dem Patienten ausführlich erklärt wird, inwiefern sie bei der Bewältigung seiner Probleme hilfreich sein können. Zu diesem Zweck wird dem Patienten in einem ersten Schritt erklärt, welche Faktoren mitgefühlsorientierten Ansätzen zufolge das Erleben und Verhalten des Menschen beeinflussen und wie intra- und interpersonelle Probleme sowie psychische Erkrankungen entstehen. Hierzu können die Charakteristika und Funktionen der drei Systeme zur Generierung und Regulierung von Affekten von Gilbert (2013a) psychoedukativ vorgestellt werden und z. B. auf einem Flipchart aufgezeichnet werden. Zusätzlich empfiehlt es sich, die Abbildung „Die drei Affektregulationssysteme“ (vgl. Vorlage im Anhang, S. 143) auszudrucken und dem Patienten zu übergeben. Die Abbildung ermöglicht die Vermittlung der Unterschiede der drei Systeme. Sie verdeutlicht, dass bei der Aktivierung des Bedrohungs- (hier: Alarm-) und Antriebssystems durch die Aktivierung des Sympathikus Stressreaktionen ausgelöst werden. Im Gegensatz dazu werden beim Fürsorgesystem durch den Parasympathikus Gefühle der Ruhe aktiviert. Darüber hinaus vermittelt die Abbildung die inhaltliche Ausrichtung der drei Systeme und die Gefühle, die mit der Aktivierung eines jeden Systems verbunden sein können. Wesentlich bei der Psychoedukation ist, dass der Patient versteht, dass seine Probleme und Symptome das Resultat nachvollziehbarer Versuche der Regulation eines zumeist überaktiven Bedrohungs-Schutz- und/oder Antriebssystems bei gleichzeitig unteraktivem Fürsorgesystem sind. Bei interaktionellen Problemen leidet meistens auch der Beziehungspartner unter einem überaktiven Bedrohungs-Schutz- und/oder Antriebssystem bei gleichzeitig unteraktivem Fürsorgesystem. Wenn der Patient diese Zusammenhänge verstanden hat, kann man die drei Systeme zur Regulation und Generierung negativer Affekte auf die persönliche Situation des Patienten anwenden. Gilbert (2013a) empfiehlt dabei, folgende Fragen einzusetzen:

- Wie groß sind die drei Kreise bei Ihnen im Verhältnis zueinander? Welche Regulationssysteme wurden im Leben stärker und welche weniger stark trainiert?
- Welche Aspekte des Selbst würde man welchem Kreis zuordnen?
- Wie regulieren die Kreise einander? Wie stehen das Bedrohungs- und Antriebssystem zueinander im Verhältnis?

- Welche lebensgeschichtlichen Faktoren (Erfahrungen, Ereignisse, Personen) könnten die Größe und das Funktionieren der Kreise beeinflusst haben? Welche Erfahrungen haben eine Schlüsselrolle eingenommen?
- Was war bei diesen Erfahrungen die größte Angst oder Bedrohung und was der stärkste Wunsch?
- Welche Bedrohungsschutzreaktionen wurden zum Schutz vor diesen Bedrohungen eingesetzt?
- Was waren unbeabsichtigte Konsequenzen der Bedrohungsschutzreaktionen?
- Was brauchen Sie selbst besonders und was würden Sie sich wünschen?

Anschließend können mit dem Patient die folgenden vier Aspekte der Fallkonzeptualisierung abgeleitet und auf einem Arbeitsblatt (vgl. „Mitgefühlsfokussiertes Erklärungsmodell" im Anhang, S. 144) eingetragen werden:

1. Genetische und sozialisationsbezogene Merkmale, die zu den aktuellen Problemen beigetragen haben könnten,
2. Art der erlebten Bedrohung und entstandene Ängste,
3. Bedrohungsschutzreaktionen, die zur Reduktion des Bedrohungserlebens eingesetzt wurden und immer noch werden,
4. negative Konsequenzen der Bedrohungsschutzreaktionen.

In Bezug auf genetische und lebensgeschichtlich störungsrelevante Merkmale wird erarbeitet, ob es eine genetische Prädisposition für die psychische Erkrankung in der Familie gibt und welche Erfahrungen zur Entstehung des psychischen Problems beigetragen haben könnten. Lebensgeschichtliche Erfahrungen, die die Entwicklung psychischer Probleme begünstigen können, bestehen beispielsweise aus Abwertungen, Ablehnung, Vernachlässigung, Misshandlung und/oder traumatischen Erlebnissen. Darüber hinaus soll ein Zusammenhang hergestellt werden zwischen Erinnerungen an Emotionen, die dem Patienten von wichtigen Bezugspersonen entgegengebracht wurden, und dem daraus entstandenen Selbstbild (Gilbert, 2013a). Wenn die Eltern dem Kind z. B. häufig gleichgültig gegenüber waren, könnte das Kind die Annahme entwickelt haben, unbedeutend zu sein.

Im zweiten Schritt wird dann besprochen, welche Bedürfnisse des Patienten durch die lebensgeschichtlichen Bedingungen und die entgegengebrachten Gefühle bedroht, vernachlässigt oder missachtet wurden und welche Ängste entstanden sind. Da die Motive ein Überbleibsel der Evolution sind, ähneln sich die Themen bei unterschiedlichen Patienten; es geht also häufig um die Bedrohung von Bedürfnissen nach Bindung, Zugehörigkeit, Selbstwert, Status und Sicherheit. Entsprechende Ängste können sich um Bindungsverlust, Ausgeschlossen werden, Degradierung, Nichtbeachtung, Herabsetzung und Misshandlung drehen (Gilbert, 1989).

Im dritten Schritt werden die Bedrohungsschutzreaktionen, die die Patienten möglicherweise schon früher zur Reduktion des Bedrohungserlebens eingesetzt haben, gesammelt. Bedrohungsschutzreaktionen sind vielfältig. Als Orientierungsgrundlage kann mit den Patienten die Übersicht „Bedrohungsschutzreaktionen“ (vgl. Anhang, S. 145) besprochen werden, welche eine beispielhafte Ansammlung intra- und interpersoneller Bedrohungsschutzreaktionen beinhaltet. Intraindividuelle Bedrohungsschutzreaktionen umfassen beispielsweise Vermeidungsverhalten, Selbstabwertungen sowie Grübel- und Sorgenprozesse. Interpersonelle Bedrohungsschutzreaktionen schließen unter anderem Unterwürfigkeit, Rückzug, Kritik, Verteidigungsverhalten, Mauern und Aggressionen mit ein. Häufig handelt es sich bei den Bedrohungsschutzreaktionen um die Symptome der Patienten. Bei Angststörungen stellt das Vermeidungsverhalten beispielsweise gleichzeitig Bedrohungsschutzreaktion und Symptom dar.

Im letzten Schritt werden die Konsequenzen der Anwendung von Bedrohungsschutzreaktionen erfasst. Es wird empfohlen, die kurz- und langfristigen Konsequenzen auf emotionaler, kognitiver und verhaltensbezogener Ebene abzufragen und auch die Funktionen der Bedrohungsschutzreaktionen herauszuarbeiten. Bei Angststörungen erfüllt Vermeidungsverhalten beispielsweise die Funktion der kurzfristigen Reduktion von unangenehmen Angstgefühlen.

In Abbildung 7 wird anhand eines Beispiels einer Patientin mit einer Essstörung verdeutlicht, wie das Störungsmodell erarbeitet und das Arbeitsblatt „Mitgefühlsfokussiertes Erklärungsmodell“ (vgl. auch die Vorlage im Anhang, S. 144) ausgefüllt werden kann. Darüber hinaus veranschaulicht das Beispiel, wie die einzelnen Komponenten des Störungsmodells miteinander zusammenhängen.

Anstatt mit der Exploration der genetischen und lebensgeschichtlichen Voraussetzungen anzufangen, kann auch mit den Bedrohungsschutzreaktionen begonnen und überlegt werden, wann sie erstmals eingesetzt wurden. Meist ist dies eine Zeit im Leben des Betroffenen, in der er sich in irgendeiner Art und Weise stark bedroht gefühlt hat. Der Beginn gibt auch Aufschluss darüber, was der Bedrohungsinhalt war. Diese Bedrohungssituationen stehen wiederum in Zusammenhang mit den Lebenserfahrungen, die wiederum zum überaktiven Bedrohungs-Schutz-System beigetragen haben. Stark ausgeprägte Selbstkritik als Sicherheitsstrategie könnte beispielsweise in der Pubertät entstanden sein, weil sich der Betroffene durch die Veränderung seines Körpers, der weiblicher und damit möglicherweise auch dicker geworden ist, bedroht gefühlt hat. Dies als Bedrohung zu erleben kann bei dem Betroffenen möglicherweise darauf zurückgeführt werden, dass die Eltern oft abfällig über übergewichtige Menschen gesprochen haben.

Mitgefühlsfokussiertes Erklärungsmodell			
Genetische und lebensgeschichtliche Vorbelastungen	**Bedürfnisbedrohungen und Ängste**	**Bedrohungsschutzreaktionen**	**Konsequenzen und Funktionen**
Genetische Vorbelastung: Meine Mutter hat eine Essstörung. Lebensgeschichtliche Vorbelastung: Mein Vater ist Inhaber eines Fitnessstudios. In unserer Familie hat die Art des Essens, Sport und das Aussehen immer eine große Rolle gespielt. Menschen, die viel und zügellos gegessen haben, wurden abgewertet. Auch auf übergewichtige Menschen wurde herabgeschaut. Es war auch wichtig, sich selbst unter Kontrolle zu haben. Wenn ich diese Standards nicht erfüllt habe, wurde ich von meinen Eltern kritisiert. Liebe und Anerkennung gab es vor allem im Zusammenhang mit „gesunder Lebensführung".	Die Bedrohung liegt für mich darin, zu viel oder zu ungesund zu essen, dick zu sein, nicht gut auszusehen und mich nicht unter Kontrolle zu haben. Ich habe große Angst davor. Erfülle ich diese Standards nicht, dann fühle ich mich degradiert, wertlos und ungeliebt. Meine Bedürfnisse nach Status, Selbstwert und Bindung sind dann in Gefahr.	Ich beobachte mein Essverhalten sehr genau und zähle ständig Kalorien. Ich esse hauptsächlich Obst und Gemüse. Ich verbringe täglich 2 Stunden im Bad, um mich hübsch zu machen. Außerdem mache ich fast jeden Tag Sport, damit ich nicht zunehme. Ich plane das alles genau, damit ich alles unter Kontrolle habe. Wenn ich mich besonders bedroht fühle, übergebe ich mich nach dem Essen. Ich kritisiere mich oft für mein Aussehen und auch dafür, wie viel und was ich esse.	Kurzfristige Konsequenzen: Ich fühle mich selbstbewusst, stark und sicher. Ich denke, dass ich mich und meinen Körper unter Kontrolle habe. Manchmal fühle ich mich anderen sogar überlegen. Meine Eltern schenken mir Anerkennung. Ich strenge mich an, die Erwartungen zu erfüllen. Langfristige Konsequenzen: Ich leide unter Gefühlsschwankungen. Wenn ich viel Sport mache und wenig esse, geht es mir gut, wenn ich es nicht schaffe, fühle ich mich total schuldig. Alles dreht sich in meinem Leben nur um Essen und Sport. Ich bin nur noch am Kalorienzählen und damit beschäftigt, meinen Sport zu planen. Mein Selbstwert hängt völlig von meiner Figur ab. Ich kann Essen mit Freunden nicht mehr genießen und ich habe kaum noch Zeit für sie, weil mein Aussehen und Sport so viel Zeit in Anspruch nehmen. Meine Blutwerte sind total schlecht. Mein Arzt hat gesagt, ich muss etwas an meinem Essverhalten ändern.

Abbildung 7: Ausgefülltes Beispiel des Arbeitsblattes „Mitgefühlsfokussiertes Erklärungsmodell"

Auch bei der Erarbeitung des Störungsmodells ist es zu empfehlen, entpathologisierend vorzugehen. Nur wenn mit dem Patienten erarbeitet werden kann, dass wir Menschen uns unsere Schwächen, Unzulänglichkeiten und die eigenen Probleme in der Regel „nicht selbst aussuchen", kann er aufhören, sich selbst und andere abzuwerten, zu beschuldigen und/oder zu bemitleiden (Brach, 2003). So können Scham- und Schuldgefühle, aber auch Ärger gegenüber anderen abgebaut, Sicherheit und Verständnis aufgebaut und Bedrohungsschutzreaktionen abgelegt werden. Dies ist die Voraussetzung dafür, dass der Patient anfangen kann, an seinen intra- und interpersonellen Problemen zu arbeiten. Zur Erarbeitung dieser verständnisvollen Sichtweise auf menschliches Erleben und Verhalten kann es hilfreich sein, wenn sich der Patient bewusst macht, dass wir das Produkt der Evolution, der eigenen Gene und Lebensgeschichte sind. Manchmal ist unser Erleben und Verhalten genau aus diesen Gründen heraus nur schwer beeinflussbar, manchmal auch deshalb, weil es durch Bedürfnisse gesteuert wird, die in der Kindheit nicht befriedigt wurden oder es handelt sich um ein Schema, welches von Generation zu Generation „vererbt" wurde (Brach, 2003). Schließlich kann es hilfreich sein, dem Patienten bewusst zu machen, dass alle Menschen Stärken und Schwächen haben (van den Brink & Koster, 2013; Neff, 2011).

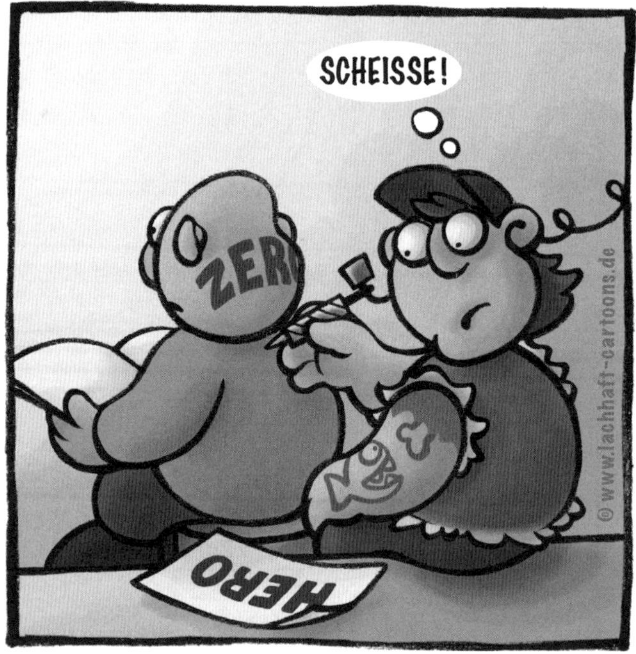

Um dem Patienten dies am eigenen Beispiel bewusst zu machen, kann er dazu angeleitet werden, all die gesellschaftlich anerkannten Eigenschaften aufzuschreiben, die bei ihm überdurchschnittlich, durchschnittlich und unterdurchschnittlich stark ausgeprägt sind (Neff, 2011). Dies kann dem Patient helfen, eine ausgewogene Sicht auf das eigene Selbst zu entwickeln und zu erkennen, dass wir alle Stärken und Schwächen haben, was wiederum dazu führen kann, dass er sich selbst mehr Verständnis für die ganze Bandbreite seiner Eigenschaften, egal ob überdurchschnittlich oder unterdurchschnittlich, entgegenbringt.

Die Übung „Astronaut sein" kann dem Patienten helfen, zu erkennen, dass wir nur begrenzt Einfluss auf unsere Probleme haben, dass das Erfahren von Leid zum Leben dazugehört und dass dies alle Menschen miteinander verbindet.

Übung: Astronaut sein (aus Brähler, 2015, S. 21 f.)

- „Schließen Sie die Augen. Sehen Sie jetzt die Erde vor sich, so als ob Sie ein Astronaut wären, der vom Weltall aus auf unseren Blauen Planeten schaut.
- Sie sehen die Ozonhülle, die die Erdkugel umhüllt und durch ihren Schutz möglich macht. Auf einem Teil der Erde ist Tag, auf dem anderen Nacht. In Regionen mit großen Städten und engmaschiger Stromversorgung sehen Sie mehr Lichter als in dünn besiedelten oder weniger entwickelten Ländern. Manche Regionen sind von Schnee-, Sturm- oder Regenwolken bedeckt, andere empfangen gerade Sonnenschein.
- Stellen Sie sich die sieben Milliarden Menschen vor, die derzeit auf der Erde leben. Jeder einzelne wurde in das Leben hineingeboren: in ein bestimmtes Land mit mehr oder weniger Freiheit; in eine bestimmte Familie und Lebensumstände, der eine reicher, der andere ärmer; ausgestattet mit bestimmten Genen, die Veranlagung zu Krankheiten, Lebensdauer, Temperament und Aussehen vorgeben. Kein einzelner Mensch hat sich sein Leben ausgesucht. Wir alle finden uns im Fluss des Lebens wieder, das schon seit vier Milliarden Jahren seinen Lauf nimmt und den Menschen vor ca. 120 000 Jahren hervorbrachte.
- Stellen Sie sich vor, wie jeder Mensch auf dem Planeten jeden Tag neu mit Belastungen konfrontiert ist – von Krieg und Krankheiten bis hin zum Stress im morgendlichen Verkehrsstau. Jeder auf seine oder ihre Weise. Besuchen Sie innerlich ein paar Länder, die Ihnen vertraut sind, und führen Sie sich das Leid der Menschen dort vor Augen. Leid gehört zum Leben dazu. Es ist nicht unsere Schuld, dass wir es erleben. Wir sind damit nicht alleine. Es verbindet alle Menschen.
- Werden Sie sich bewusst, dass uns alle die angeborene Fähigkeit zu Freude, Liebe, Fürsorge und Mitmenschlichkeit verbindet, die Leid lindern kann."

Gleichzeitig ist es jedoch auch wichtig, dem Patient zu vermitteln, dass er und auch seine Mitmenschen, auch wenn sie auf die Entstehung ihrer Probleme keinen Einfluss hatten, dennoch Einfluss auf den Umgang mit selbigen haben (Gilbert, 2013a). Dementsprechend sind der Patient und seine Mitmenschen auch dafür verantwortlich, auf das, was sie von außen mitgegeben bekommen haben, lenkend und durch stetiges Üben Einfluss zu nehmen, zumindest dann, wenn sie ihr Leiden reduzieren möchten (Brähler, 2015; Gilbert, 2013a). Dem Patient sollte auch klar gemacht werden, dass das Entgegenbringen von Verständnis anderen gegenüber nicht bedeutet, Menschen, die einen verletzt haben, keine Grenzen zu setzen. Es bedeutet auch nicht, dass der Patient schlechtes Verhalten gutheißen soll oder Kontakt zu schädigenden Partnern aufrechterhalten soll (Brach, 2003). Es bedeutet lediglich, Ärger auf Mitmenschen über eine verständnisvollere Haltung abzubauen.

6.3.2 Psychoedukation zu Mitgefühl

Um Patienten das Konzept von Mitgefühl näherzubringen, kann es hilfreich sein, sie zu fragen, was sie selbst unter Mitgefühl verstehen. Missverständnisse in Bezug auf das Konzept, wie in Kapitel 1 beschrieben, können als Erstes gesammelt und diskutiert werden. Manchmal reichen Informationen zu dem Konzept aus, um Vorurteile aus dem Weg zu räumen. Manchmal stecken jedoch auch Ängste vor Mitgefühl hinter der Zurückhaltung gegenüber mitgefühlsorientierten Interventionen. Es empfiehlt sich, diese zu eruieren und dann sokratisch zu hinterfragen (van den Brink & Koster, 2013). Meist bestehen die Ängste darin, als schwach, selbstbezogen, faul oder esoterisch wahrgenommen zu werden, wenn Mitgefühl praktiziert wird. Wenn Missverständnisse und Ängste abgebaut wurden, sollten die eigentlichen Aspekte von Mitgefühl mit dem Patienten besprochen werden. Ein Informationsblatt, welches selbige beschreibt, kann ergänzend überreicht werden (vgl. Informationsblatt „Was ist Mitgefühl" im Anhang, S. 146). Darüber hinaus kann es hilfreich sein, Patienten das Gedicht „Das Gasthaus" von Dschalal ad-Din al-Rumi vorzulesen. Es verdeutlicht den offenen und positiven Charakter von Mitgefühl leidvollen Erfahrungen gegenüber.

Das Gasthaus (Rumi, 1207–1273; Übersetzung aus Germer, 2013, S. 119)
„Das menschliche Dasein ist ein Gasthaus. Jeden Morgen ein neuer Gast. Freude, Kummer und Niedertracht – auch ein kurzer Moment der Achtsamkeit kommt als unverhoffter Besucher. Begrüße und bewirte sie alle! Selbst wenn es eine Schar von Sorgen ist, die gewaltsam alle Möbel aus dem Haus fegt – erweise dennoch jedem Gast die Ehre.

Vielleicht bereitet er dich vor
auf ganz neue Freuden.

Dem dunklen Gedanken,
der Scham, der Bosheit –
begegne ihnen lachend an der Tür
und lade sie zu dir ein.
Sei dankbar für jeden, der kommt,
denn alle sind dir zur Führung geschickt worden
aus einer anderen Welt.“

6.4 Mitgefühlsbasierte Motivationsarbeit

Häufig fällt es Patienten schwer, ihre Bedrohungsschutzreaktionen aufzugeben und sich anstelle dessen mit Mitgefühl zu begegnen. Der Grund hierfür ist, dass sie Angst davor haben. Werden Bedrohungsschutzreaktionen nicht mehr eingesetzt, entsteht Unsicherheit. Denn für Patienten waren sie in der Vergangenheit häufig eine große Stütze, da sie sie vor Bedrohungen geschützt haben (Neff, 2011). Beispielsweise kann durch Isolation Ablehnung durch andere vermieden werden, durch Ablenkung die Konfrontation mit bedrohlichen Gefühlen, durch Aggressivität das Erleben von Ängsten und durch übermäßiges Leistungsverhalten Versagensängste. Auch Selbstkritik, eine sehr häufig eingesetzte Bedrohungsschutzreaktion, weist einige vermeintliche Vorteile auf. So strengen sich die Betroffenen durch Selbstkritik mehr an, ihre Ziele zu erreichen, sie versagen möglicherweise weniger häufig und erfahren weniger Kritik, Ablehnung oder Abwertung durch andere. Darüber hinaus ist Kritik von anderen weniger schmerzlich, wenn die Betroffenen sich vorher schon selbst kritisiert haben.

Langfristig sind Bedrohungsschutzreaktionen jedoch schädlich. Sie halten den Bedrohungsmodus aufrecht und haben unterschiedliche negative Konsequenzen. So kann Isolation beispielsweise zu Depressivität führen, Ablenkung zur Verstärkung negativer Gefühle, Aggressivität zu interpersonellen Problemen und körperlichen Erkrankungen und übermäßiges Leistungsverhalten zu Erschöpfungszuständen. Selbstkritik kann Ängste aktivieren, was wiederum die Leistungsfähigkeit reduzieren kann, denn kognitive Kapazitäten sind dann nicht auf die Erfüllung der Aufgabe fokussiert, sondern auf die Angst vor Versagen und Ablehnung. Deshalb kann Selbstkritik auch zu Vermeidungsverhalten führen, beispielsweise in der Art, dass sich Betroffene so verhalten, dass sie ihre Ziele erst gar nicht erreichen können, sie aber im Nachhinein eine Entschuldigung dafür haben, die nicht mit ihren eigenen Fähigkeiten zusammenhängt. Man spricht von *Self-Handicapping*.

Beispiel:

Ein Beispiel wäre ein Student, der unter Prokrastination, dem ständigen Aufschieben von anstehenden Aufgaben, leidet. Er fängt so spät an zu lernen, dass es nicht verwunderlich ist, wenn er tatsächlich versagt. Sein Versagen kann er so jedoch darauf zurückführen, dass er zu spät angefangen hat zu lernen und nicht darauf, dass er nicht gut genug war.

Neben Angst führt Selbstkritik auch dazu, dass die Betroffenen den Glauben daran verlieren, es selbst schaffen zu können (Neff, 2011). Das heißt, durch Selbstkritik können die eigenen Ziele tatsächlich schlechter als besser erreicht werden.

Aufgrund der negativen Konsequenzen der Bedrohungsschutzreaktionen kann es also durchaus sinnvoll sein, Patienten dazu zu motivieren, selbige aufzugeben. Damit den Patienten dies trotz ihrer Ängste gelingt, empfiehlt es sich, ihnen zuerst Verständnis für ihre Ambivalenz entgegenzubringen. Danach kann es hilfreich sein, wenn die Vor- und Nachteile der Bedrohungsschutzreaktionen sowie die kurz- und langfristigen Konsequenzen, z. B. am Flipchart, erarbeitet werden. Als Nächstes sollte mit den Patienten erarbeitet werden, dass Bedrohungsschutzreaktionen nicht mehr notwendig sind, wenn sie mit sich selbst mitfühlend umgehen. Die Ziele, die sie durch die Anwendung der Bedrohungsschutzreaktionen zu erreichen versuchen, sind nämlich tatsächlich auch durch einen mitfühlenden Umgang mit sich selbst erreichbar (Gilbert, 2013a; Neff, 2011). Es ist wichtig, dies den Patienten klarzumachen, da sie so nicht „mit leeren Händen dastehen“, wenn sie ihre Bedrohungsschutzreaktionen aufgeben. Mitgefühl führt zu Gefühlen der Sicherheit und reduziert somit Ängste vor Ablehnung und Versagen (Neff, 2011). So werden Bedrohungsschutzreaktionen wie Isolation, Ablenkung, Aggressivität und übermäßiges Leisten überflüssig. Auch Selbstkritik wird überflüssig, wenn sich Patienten anstelle dessen mitfühlend selbst korrigieren. Das bedeutet, dass sie sich selbst dabei unterstützen und ermutigen, ihre zukünftigen Ziele zu erreichen und sich weiterzuentwickeln, anstatt sich selbst für Fehler der Vergangenheit zu kritisieren. Mitfühlende Selbstkorrektur und Selbstkritik unterscheiden sich hinsichtlich mehrerer Aspekte (vgl. Tab. 2). Mitfühlende Selbstkorrektur führt zu Gefühlen der Sicherheit und Stärke, reduziert Ängste vor Versagen und Ablehnung und ermöglicht den Patienten somit, sich weiterzuentwickeln und Fehler wieder gutzumachen, ohne sich dafür kritisieren zu müssen. Beispielsweise wird sich eine mitfühlende Person, die sich in einer Beziehung verletzend verhalten hat, weniger bedroht fühlen als eine selbstkritische Person (Neff, 2011). Sie wird sich weniger wahrscheinlich zurückziehen, verteidigen oder das Gegenüber beschuldigen oder angreifen, um Schuld- oder Schamgefühle zu regulieren. Darüber hinaus wird sie eher die Perspektive der anderen Person einnehmen und überlegen, wie sie ihr Fehlverhalten wieder gutmachen kann (Brach, 2003; van den Brink & Koster, 2013; Neff, 2011).

Tabelle 2: Die Unterscheidung zwischen mitfühlender Selbstkorrektur und schambesetzter Selbstkritik in Verbindung mit Selbstangriffen (nach Gilbert, 2013a, teils modifiziert)

Mitfühlende Selbstkorrektur	Selbstkritik
Fokus auf Wunsch nach Weiterentwicklung	Fokus auf Wunsch nach Bestrafung
Zukunftsausrichtung	Vergangenheitsausrichtung
Ermutigende und unterstützende Vorgehensweise	Frustrierte, herablassende und/oder aggressive Vorgehensweise
Fokus auf Erreichtes und Stärken	Fokus auf Defizite und Schwächen
Fokus auf spezifische Selbstanteile	Fokus auf das gesamte Selbst
Geprägt von Hoffnung auf Erfolge	Geprägt von Angst vor Versagen
Führt eher zum Eingehen sozialer Kontakte	Führt eher zu Isolation
Bei Versagen ...	**Bei Versagen ...**
Schuld, Sorgen, Bedauern	Scham, Furcht, Entmutigung, Niedergeschlagenheit
Wiedergutmachung	Vermeidung, Aggression

Zuletzt kann man Patienten über eine imaginäre Visualisierung des Zielzustands dazu motivieren, ihre Bedrohungsschutzreaktionen aufzugeben und anstelle dessen Mitgefühl aufzubauen (Gilbert, 2013a).

Insgesamt zahlt es sich aus, wenn Patienten mitfühlend dazu ermutigt werden, Bedrohungsschutzreaktionen aufzugeben. Die endgültige Entscheidung sollte jedoch immer bei den Patienten selbst liegen.

6.5 Achtsamkeit als Grundlage mitgefühlsfokussierter Interventionen

Achtsamkeitsbasierte Interventionen finden seit einigen Jahren vermehrt Anwendung in der psychotherapeutischen Praxis (Michalak, Heidenreich & Williams, 2012), u. a. als Teil der DBT (Linehan, 2006), des Mindfulness-Based Stress Reduction Programms (MBSR; Kabat-Zinn, 2003) oder der Mindfulness-Based Cognitive Therapy (MBCT; Segal et al., 2002). Achtsamkeit eignet sich, wie in

Kapitel 1.2 beschrieben, auch als vorbereitende Strategie für den Einsatz mitgefühlsbasierter Interventionen. Achtsamkeit kann in leidvollen Situationen entweder auf neutrale Objekte fokussiert werden oder aber auf schwierige Gefühle, die Teil des Leids sind. Die Fokussierung auf neutrale Objekte dient der Beruhigung der Patienten; die neutralen Objekte selbst können zum persönlichen Anker werden, d. h. dass sie jederzeit achtsam wahrgeommen werden können, um Gefühle von Sicherheit auszulösen. Deshalb eignen sie sich auch besonders gut für die Behandlung von traumatisierten Patienten. Achtsamkeit gegenüber dem aktuellen Leid und den damit verbundenen Gefühlen und Körperempfindungen ist Voraussetzung dafür, um Mitgefühl aktivieren zu können. Bei der Achtsamkeit gegenüber negativen Gefühlen können Patienten probieren, sich erst dem Gefühl zuzuwenden und es dann zu benennen, um sich nicht in einem diffusen Gefühlsstrudel zu verlieren (Berking & Whitley, 2014). Gefühle sind fast immer mit wahrnehmbaren körperlichen Reaktionen verbunden. Deshalb sind körperfokussierte Achtsamkeitsübungen sehr zentral. Sie ermöglichen dem Patienten einen guten Zugang zu seinen Gefühlen und erleichtern ihm, im Hier und Jetzt zu bleiben (Michalak et al., 2012). Achtsamkeit gegenüber schwierigen Gefühlen kann immer abgelöst werden durch Achtsamkeitslenkung auf neutrale Reize. Diese kann dahingehend hilfreich sein, dass sich der Patient durch sie nicht von negativen Gefühlen überwältigen lässt.

Anfangs sollten Patienten Achtsamkeit in für sie einfachen Situationen einüben, das heißt nicht in extrem anspannenden oder emotionalen Situationen. Wenn sie die Achtsamkeit in diesen Situationen beherrschen, können sie den Schwierigkeitsgrad erhöhen, bis sie am Ende selbst in hoch anspannenden Situationen, die möglicherweise mit starken Grübelkreisläufen und/oder impulsiven Vermeidungstendenzen (z. B. Selbstverletzungen, Alkohol konsumieren) einhergehen, achtsam sein können (Linehan, 2006).

Möglichkeiten, Achtsamkeit einzuüben und zu praktizieren, sind vielfältig. Patienten können Achtsamkeit formell in Form von Meditations- oder Achtsamkeitsübungen durchführen oder aber informell in den Alltag integriert (Kabat-Zinn, 1994). Wenn die Achtsamkeitsübungen formell durchgeführt werden, bietet es sich an, dass sie sich einen ruhigen Ort suchen und idealerweise täglich 30 bis 45 Minuten üben (Germer, 2013). Wenn sie täglich praktizieren, ist es wahrscheinlich, dass sich die Achtsamkeitspraxis auch automatisch auf den Alltag überträgt (Germer, 2013). Informelle Achtsamkeit bedeutet, im Alltag unterschiedlichen Objekten Aufmerksamkeit entgegenzubringen, z. B. dem eigenen Essen, der Erde unter den Füßen oder den Händen am Lenkrad oder aber auch auftauchenden Gefühlen, Gedanken, Wünschen und Impulsen.

Objekt der Achtsamkeit kann prinzipiell jeder Teil des Selbst oder aber auch der Umwelt sein (Kabat-Zinn, 1994). Wenn das Objekt Teil des Selbst ist, bietet sich als Erstes der eigene Atem an, da Menschen ihren Atem „immer mit dabeihaben", er ihnen vertraut ist, er automatisch funktioniert, und es relativ einfach ist, sich auf den Atem zu konzentrieren, da er mit Körperbewegungen verbunden ist (Germer, 2013). Sollte der Patient jedoch Schwierigkeiten haben, sich auf den Atem zu konzentrieren, kann er sich auch auf ein anderes innerliches Objekt konzentrieren, z.B. die eigenen Fußsohlen oder Hände (Germer, 2013). Er kann auch eine Körperreise (Body-Scan) machen und somit den gesamten Körper zum Objekt der Aufmerksamkeit machen. Wenn das neutrale Objekt der Aufmerksamkeit in der Umwelt liegen soll, bieten sich Geräusche an. Alternativen sind Geschmackserlebnisse oder aber auch Gegenstände in der Umwelt.

Mittlerweile existieren auch einige Achtsamkeitsübungen, die mit einem mitfühlenden Fokus ausgeführt werden. Bei einer dieser Übungen – „Lockerlassen, zulassen und mitfühlen" – liegt der Fokus auf eigenen negativen Gefühlen sowie assoziierten Körperempfindungen (Germer, 2013).

Übung: Lockerlassen, zulassen und mitfühlen (in Anlehnung an Germer, 2013, S. 90 f.)

Nehmen Sie eine bequeme Haltung ein, schließen Sie die Augen und atmen Sie drei Mal entspannt ein und aus.

- Spüren Sie jetzt bewusst Ihren Körper und Ihre momentanen Körperempfindungen. Nehmen Sie Ihren Atem im Brustbereich wahr und folgen Sie achtsam jedem Atemzug.
- Lösen Sie sich nach ein paar Minuten vom Atem und lassen Sie Ihre Aufmerksamkeit nun zu der Stelle im Körper wandern, wo Sie Ihr schwieriges Gefühl am stärksten spüren.
- Entspannen Sie sich sanft in diesem Körperbereich. Lassen Sie die Muskeln locker, ohne zu erwarten, dass sie tatsächlich locker sind, so als würden Sie verhärteten Muskeln Wärme zuführen. Um den Prozess zu unterstützen, können Sie innerlich „locker … locker … locker" sagen.
- Lassen Sie das Unbehagen einfach da sein. Geben Sie den Wunsch auf, es möge verschwinden. Lassen Sie die Empfindung wie einen Gast in Ihrem Haus ein- und ausgehen. Sie können innerlich wiederholen „zulassen … zulassen … zulassen …".
- Bringen Sie sich jetzt etwas Wärme und Mitgefühl für Ihr Leid entgegen. Legen Sie Ihre Hand auf Ihr Herz und atmen Sie. Sie können auch dem angespannten Körperteil Wärme entgegenbringen. Vielleicht hilft es Ihnen, wenn Sie sich vorstellen, Ihr Körper sei der Körper eines geliebten Kindes. Wiederholen Sie „Mitgefühl … Mitgefühl … Mitgefühl …".
- „Lockerlassen, Zulassen und Mitfühlen." „Lockerlassen, Zulassen und Mitfühlen." Setzen Sie diese Worte regelmäßig ein, um sich daran zu erinnern, Ihrem Leiden mit Mitgefühl zu begegnen.
- Ist Ihnen ein Gefühl zu unangenehm, konzentrieren Sie sich auf den Atem, bis es Ihnen wieder besser geht.
- Öffnen Sie langsam die Augen, wenn Sie dazu bereit sind.

Bei einer anderen Übung handelt es sich um eine Abwandlung des Body-Scans, der gewöhnlich in Achtsamkeitskursen wie dem MBSR trainiert wird. Die abgewandelte Version nennt sich mitfühlender Body-Scan. Dabei wird den verschiedenen Körperpartien sowie potenziellen Schmerzen auf eine mitfühlende Art und Weise Aufmerksamkeit entgegengebracht. Der Grundgedanke ist, dass der Praktizierende jedes Mal, wenn er während der Körperreise etwas Unangenehmes empfindet, diesem angespannten Bereich und sich selbst Mitgefühl entgegenbringt. Durch diese Übung kann der Betroffene schmerzhafte Empfindungen lindern.

Übung: Mitfühlender Body-Scan (in Anlehnung an Neff, 2011, S. 133f., von der Autorin aus dem Englischen übersetzt)

Es ist am besten, wenn Sie auf dem Boden oder Bett liegend anfangen. Legen Sie sich flach auf Ihren Rücken und achten Sie dabei darauf, dass Ihre Arme einen gewissen Abstand zu Ihrem Körper haben und Ihre Beine ca. schulterbreit auseinanderliegen. Im Yoga nennt man diese Position die „Leichenstellung“. Sie ermöglicht Ihnen, all ihre Muskeln zu entspannen. Dann fangen Sie beim Scheitel Ihres Kopfes an. Nehmen Sie wahr, wie sich Ihre Kopfhaut anfühlt. Juckt sie, kribbelt sie, ist sie warm oder kalt? Dann nehmen Sie wahr, ob Sie dort irgendetwas Unangenehmes spüren. Wenn dem so ist, versuchen Sie zu entspannen, die Anspannung in diesem Bereich zu lockern und auch diesem Bereich Wärme und Anteilnahme entgegenzubringen. Es hilft oft ungemein, sich innerlich mit einer sanften und tröstenden Stimme beispielsweise mit folgenden Worten zu unterstützen: „Du Armer, du bist ziemlich angespannt. Das ist o. k., lass los!“ Sobald Sie diesem Körperbereich Mitgefühl entgegengebracht haben oder aber wenn Sie dort gar kein Unbehagen spüren, gehen Sie zur nächsten Körperstelle über.

Es gibt viele Wege, die Sie bei Ihrer Körperreise gehen können. Sie können vom Scheitel ihres Kopfs, zu ihrem Gesicht, Hinterkopf, Nacken, den Schultern, dem rechten Arm (zuerst Oberarm, dann Unterarm, dann Hand), dem linken Arm, der Brust, dem Bauch, dem Rücken, dem Becken, dem Gesäß, dem rechten Bein (zuerst Oberschenkel, dann Knie, Unterschenkel und Fuß) und schließlich dem linken Bein wandern. Sie können aber auch bei ihren Füßen anfangen und den Weg hinauf bis zu ihrem Haarscheitel am Kopf gehen. Es gibt keinen richtigen Weg. Machen Sie es einfach so, wie es sich für Sie richtig anfühlt.

Während Sie jeden neuen Körperbereich mit ihrer Wahrnehmung abtasten, prüfen Sie, ob Sie dort angespannt sind und bringen Sie sich Mitgefühl entgegen, wenn Sie Schmerzen empfinden, indem Sie probieren, diesen Bereich bewusst zu entspannen und ihm Trost zu spenden. Man kann auch dem Körperteil, der schmerzt, Dankbarkeit entgegenbringen, indem man wertschätzt, wie hart er für einen arbeitet (wie unser Nacken, der unseren Kopf halten muss). Dies ist eine Möglichkeit, auf eine sehr konkrete Art und Weise gut zu sich zu sein. Umso langsamer und achtsamer Sie die Übung ausführen, umso besser wird es Ihnen mit den Schmerzen ergehen.

Sobald Sie Ihre Aufmerksamkeit einmal von Ihrem Kopf bis zu Ihren Füßen haben wandern lassen – was 5 bis 30 Minuten dauern kann –, fokussieren Sie Ihre Aufmerksamkeit wieder auf Ihren gesamten Körper mit all seinen pulsierenden Empfindungen und bringen Sie sich selbst Liebe und Mitgefühl entgegen. Viele Menschen berichten, dass sie sich nach dieser Übung völlig entspannt bis hin zu beschwingt fühlen.

6.6 Steigerung von Mitgefühl

Übungen, die sich auf eine Steigerung von Mitgefühl fokussieren, können in Übungen unterschieden werden, in denen man (1) sich selbst Mitgefühl entgegenbringt, (2) anderen Menschen Mitgefühl entgegenbringt oder (3) von anderen Mitgefühl erhält (Gilbert, 2013a). Selbstmitgefühl und Mitgefühl verstärken sich gegenseitig. Im folgenden Kapitel werden diverse therapeutische Methoden zum Aufbau mitgefühlsfokussierter Vorstellung, mitgefühlsfokussierten Denkens und Handelns vorgestellt.

6.6.1 Aufbau mitgefühlsfokussierter Imagination

6.6.1.1 Einführung in imaginatives Arbeiten

Innere Bilder und die eigene Vorstellungskraft eigenen sich sehr gut, um Mitgefühl aufzubauen, auch wenn imaginative Arbeit natürlich kein spezifisch mitgefühlsfokussiertes Vorgehen ist, sondern auch beispielsweise im Rahmen der Schematherapie (Young et al., 2008) oder aber in der Traumatherapie (Reddemann, 2014) eingesetzt wird. Aufgrund ihrer Effektivität existiert jedoch eine Vielzahl an mitgefühlsfokussierten Imaginationsübungen. Auch wenn eine Einführung in imaginatives Arbeiten sicherlich nicht unerlässlich ist, um einzelne Übungen einzusetzen, so kann es durchaus sinnvoll sein, Patienten schrittweise mit dem Konzept vertraut zu machen, v. a. wenn imaginative Verfahren verstärkt zur Steigerung von Mitgefühl eingesetzt werden sollen. Die Motivation der Patienten für den Einsatz mitgefühlsfokussierter innerer Bilder kann gesteigert werden, wenn ihnen vermittelt wird, was man unter inneren Bildern versteht und warum eine Arbeit mit diesen Bildern so wichtig ist (Gilbert, 2013a).

Innere Bilder sind Vorstellungen, die wir haben. Es kann sich um reale Bilder aus der Vergangenheit handeln oder aber um völlig irreale Bilder. Sie müssen nicht sehr scharf sein; das Ausmaß der Genauigkeit des Bildes hängt mitunter vom visuellen Vorstellungsvermögen des Betroffenen ab. Jedoch hat jeder Mensch innere Bilder und Vorstellungen. Dies kann Patienten bewusst gemacht werden, indem man ihnen bestimmte Begriffe nennt, wie z. B. „Wecker“, und sie fragt, was ihnen dabei in den Kopf kommt. Es empfiehlt sich, dass zu hohe Erwartungen in Bezug auf besonders kreative Bilder oder genau ausgearbeitete, detaillierte Bilder vom Therapeuten abgebaut werden. Mentale Bilder können durchaus verschwommen oder flüchtig sein. Außerdem kann man Patienten in diesem Zusammenhang darauf hinweisen, dass die Absicht zählt, sich die Arbeit mit mentalen Bildern anzueignen.

Um die Notwendigkeit der Arbeit an inneren Bildern zu verdeutlichen, wird anhand von einfachen Beispielen erarbeitet, dass innere Bilder zur Aktivierung bestimmter Gehirnareale führen, die wiederum Auswirkungen auf unsere Gefühle und unseren Körper haben. Diese Vorstellungsbilder können im selben Ausmaß wie äußere Reize positive und negative Auswirkungen auf unser Erleben haben.

Innere Bilder und ihre Auswirkungen (nach Gilbert, 2013a)

Gilbert (2013a) empfiehlt die Imagination von vier verschiedenen Szenarien zur Erarbeitung der Erkenntnis, dass Vorstellungsbilder Auswirkungen auf unser Erleben haben:

1. Vorstellung der Lieblingsmahlzeit (oder aber Vorstellung des Bisses in eine Zitrone),
2. sexuelle Vorstellungen,
3. Vorstellen einer kritischen Reaktion durch ein Gegenüber, wenn man einen Fehler gemacht hat,
4. Vorstellen einer mitfühlenden Reaktion durch ein Gegenüber, wenn man einen Fehler gemacht hat.

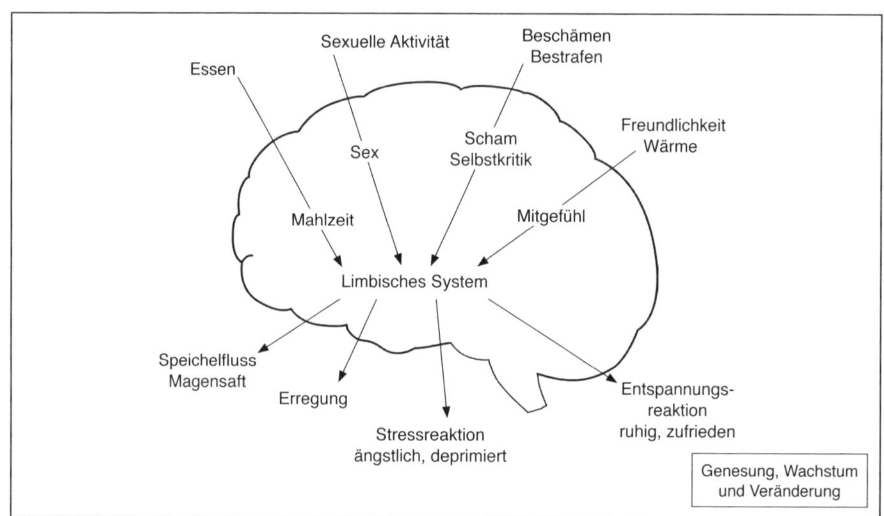

Abbildung 8: Gleiche Reaktionen bei äußerem und innerem Reiz (nach van den Brink & Koster, 2013)

Patienten werden darum gebeten, die Augen zu schließen und sich nacheinander alle Szenarien vorzustellen. Nach jedem Szenarium werden sie gefragt, was diese Vorstellung bei ihnen ausgelöst hat. Der Stimulus (also das Vorstellungsbild) und die Reaktion (z. B. Wasser läuft im Mund zusammen) werden beide in eine Gehirnskizze, z. B. auf einem Flipchart, eingezeichnet (vgl. Abb. 8), um den Zusammenhang zwischen Vorstellung und gefühlsmäßiger sowie physiologischer Reaktion zu verdeutlichen.

Mit dem letzten Vorstellungsbild wird deutlich gemacht, dass durch die Vorstellung einer mitfühlenden Reaktion eines anderen oder seiner selbst, angenehme Gefühle der Sicherheit und Geborgenheit aktiviert werden können. Außerdem kann in diesem Zusammenhang erarbeitet werden, dass äußere Reize (z. B. Freundlichkeit) und innere Reize (Selbstmitgefühl) die gleiche Reaktion auslösen können.

6.6.1.2 Der innere, sichere Ort

Eine Möglichkeit für eine erste und einfache Imaginationsübung ist die des inneren sicheren Ortes. Die Übung bietet sich an, um Patienten prinzipiell mit Imaginationsübungen vertraut zu machen. Darüber hinaus stellt sie eine Möglichkeit dar, Sicherheit aufzubauen und das Bedrohungs-Schutz-System herunterzufahren. Patienten werden dabei dazu angeleitet, die Augen zu schließen und sich dann innerlich einen Ort vorzustellen, an dem sie sich behaglich, sicher, geborgen und entspannt fühlen; ein Ort, an dem sie gerne sind. Einleitend wird eine Atemachtsamkeitsübung durchgeführt.

Übung: Innerer sicherer Ort (aus Reddemann, 2014, S. 45 f.)

„Und nun möchte ich Sie einladen, die Übung des inneren sicheren Ortes kennen zu lernen ... Dieser Ort kann auf der Erde sein, er muss es aber durchaus nicht. Er kann auch außerhalb der Erde sein ... Lassen Sie Gedanken oder Vorstellungen oder Bilder aufsteigen von einem Ort, an dem Sie sich ganz wohl und geborgen fühlen. Und geben Sie diesem Ort eine Begrenzung Ihrer Wahl, die so beschaffen ist, dass nur Sie bestimmen können, welche Lebewesen an diesem Ort, Ihrem Ort, sein sollen, sein dürfen. Sie können natürlich Lebewesen, die Sie gerne an diesem Ort haben wollen, einladen. Wenn möglich, rate ich Ihnen, keine Menschen einzuladen, aber vielleicht liebevolle Begleiter oder Helfer, Wesen, die Ihnen Unterstützung und Liebe geben. Prüfen Sie, ob Sie sich dort mit allen Ihren Sinnen wohl fühlen. Prüfen Sie zuerst, ob das, was Ihre Augen wahrnehmen, angenehm ist für die Augen. Wenn es noch etwas geben sollte, was Ihnen nicht gefällt, dann verändern Sie es ... Nun überprüfen Sie bitte, ob das, was Sie hören, für Ihre Ohren angenehm ist ... Wenn nicht, verändern

Sie es bitte so, dass alles, was Ihre Ohren wahrnehmen, angenehm ist ... Ist die Temperatur angenehm? ... Wenn nicht, so können Sie sie jetzt verändern ... Kann Ihr Körper sich so bewegen, dass Sie sich damit ganz wohl fühlen, und können Sie jede Haltung einnehmen, in der Sie sich wohl fühlen? ... Wenn noch etwas fehlt, verändern Sie alles so, bis es ganz stimmig für Sie ist ... Sind die Gerüche, die Sie wahrnehmen, angenehm? ... Auch sie können Sie verändern, sodass Sie sich ganz wohl damit fühlen ... Wenn Sie nun spüren können, dass Sie sich ganz und gar wohl fühlen an Ihrem inneren Ort, dann können Sie mit sich eine Körpergeste vereinbaren. Und diese kleine Geste können Sie in Zukunft ausführen und Sie wird Ihnen helfen, dass Sie diesen Ort ganz rasch wieder in der Vorstellung haben. Und wenn Sie das möchten, können Sie diese Geste jetzt ausführen ... Um die Übung zu beenden, können Sie wieder Ihre Körpergrenzen wahrnehmen und den Kontakt des Körpers mit dem Boden achtsam registrieren. Danach kommen Sie dann mit der Aufmerksamkeit zurück in den Raum."

6.6.1.3 Entwicklung des mitfühlenden Selbst

Eine wesentliche Übung zur Steigerung intrapersonellen Mitgefühls stellt die Entwicklung und das Einüben eines mitfühlenden Selbst in der Vorstellung dar. In diesem Zusammenhang ist es wichtig, Patienten zu vermitteln, dass jeder Mensch verschiedene Selbst-Anteile hat, die jeweils aus unterschiedlichen Gefühlen, Gedanken und Verhaltensweisen bestehen. Dementsprechend können wir auch einen mitfühlenden Selbstanteil entwickeln bzw. ausbauen. Dabei werden Patienten dazu angeleitet, sich vorzustellen, wie sie als mitfühlender Mensch denken, fühlen und handeln würden (Gilbert, 2010). Sie sollen sich auch vorstellen, wie sich ihre Mimik, Gestik und Stimmlage ändern würde, wenn sie mitfühlend wären (Gilbert, 2009b). Es gibt zunehmend Hinweise darauf, dass ein einübendes Handeln als ein Ich, das man zunächst imaginiert, Veränderungen in Emotion und Verhalten evozieren kann (z. B. Meevissen, Peters & Alberts, 2011). Idealerweise üben Patienten ihr mitfühlendes Selbst täglich ein, beispielsweise morgens noch im Bett vor dem Aufstehen oder aber im Bus auf dem Weg zur Arbeit. Vor der Einübung des mitfühlenden Selbst kann es hilfreich sein, wenn Patienten in anderen Bereichen üben, so zu tun, als ob sie gerade bestimmte Gefühle und Gedanken hätten. Van den Brink und Koster (2013) schlagen beispielsweise vor, dass Patienten ca. zehn Minuten täglich so tun, als ob sie wütend oder freudig wären. Sie sollen dabei in der Vorstellung oder auch in der Realität eine wütende oder freudige Mimik und Gestik herstellen, möglichst ohne sich dabei zu sehr zu kontrollieren. Danach sollen sie sich auf emotionale und körperliche Veränderungen fokussieren. Diese Vorübungen können bei der Einübung des mitfühlenden Selbst helfen.

Übung: Aufbau des mitfühlenden Selbst (nach Brach, 2003; van den Brink & Koster, 2013; Gilbert, 2013a)

1. Als Erstes werden die zentralen Merkmale eines mitfühlenden Selbst mit dem Patienten erarbeitet. Folgende Fragen können hierbei hilfreich sein: „Wie denkt das mitfühlende Selbst?“, „Wie fühlt es?“, „Wie handelt es?“, „Worauf ist seine Aufmerksamkeit gerichtet?“, „In welcher Stimmlage spricht es?“, „Welche Mimik und Gestik hat es?“ Der Therapeut sollte darauf achten, dass das mitfühlende Selbst die wesentlichen Eigenschaften von Mitgefühl (weise, stark, gütig und akzeptierend) aufweist.
2. Danach wird eine Atemachtsamkeitsübung mit dem Patienten durchgeführt, um den Patienten in eine ruhigere Ausgangsstimmung zu bringen. Diese kann auch durch Muskelrelaxation ergänzt werden.
3. Im Anschluss wird der Patient dazu aufgefordert, die Augen zu schließen (alternativ kann er sich auch auf einen Punkt im Raum konzentrieren) und sich vorzustellen, das mitfühlende Selbst zu sein, sprich mitfühlend zu denken, zu fühlen, zu handeln, zu sprechen, eine mitfühlende Mimik (z. B. Lächeln) und Gestik zu zeigen, und all die Eigenschaften des mitfühlenden Selbst innerlich darzustellen.
4. Zuletzt soll sich der Patient auf die körperlichen und emotionalen Konsequenzen der Übung konzentrieren.

Alternative: Eine Modifikation dieser Übung besteht in der Erinnerung an eine Situation, in der der Patient sehr mitfühlend war. Der Patient wird dabei dazu aufgefordert, erneut die Atemmeditation durchzuführen, die Augen zu schließen, und dann, so gut es geht, zu versuchen, sich gedanklich in diese Situation hineinzuversetzen; sich vorzustellen, wie er gedacht, gefühlt, gehandelt, gesprochen und ausgesehen hat.

6.6.1.4 Einsatz des mitfühlenden Selbst zur Emotionsregulation

Beherrscht der Patient die Etablierung des mitfühlenden Selbst, kann man damit anfangen, dem Patienten beizubringen, das mitfühlende Selbst zum besseren Umgang mit leidvollen Situationen und assoziierten negativen Emotionen zu nutzen. Es empfiehlt sich, wenn der Patient auch dieses Vorgehen regelmäßig, am besten täglich, einübt. Dabei gibt es zwei Möglichkeiten. Entweder übt er immer zu einer festen Tageszeit und bezieht die Übung auf ein negatives Tageserlebnis oder aber immer dann, wenn er akut leidet (Germer, 2013).

Übung: Aktivierung des mitfühlenden Selbst zur Emotionsregulation (in Anlehnung an Berking, 2010; Brach, 2003; Germer, 2013; Gilbert, 2013a; Neff, 2011)

1. Als Erstes wird der Patient dazu aufgefordert, seine Augen zu schließen und sich dann selbst in der Vorstellung von außen wahrzunehmen. Der Patient soll

sich dabei auf das emotionale Leid, welches sich u. a. in Mimik und Gestik äußert, fokussieren. Das Erlebnis, welches die negativen Gefühle ausgelöst hat, ist unwichtig.
2. Danach soll er sich, bzw. seinem leidenden Anteil, in der Vorstellung als mitfühlendes Selbst Mitgefühl, Akzeptanz, Verständnis und Unterstützung entgegenbringen, beispielsweise im Rahmen von imaginierten Gesprächen. Er kann ihm beispielsweise innerlich sagen, dass er sieht, dass es ihm nicht gut geht, dass sein Wohlergehen ihm aber wichtig ist, dass er ihm helfen möchte und bei ihm ist. Unterstützend kann er in der Vorstellung eine mitfühlende und liebevolle Mimik und Gestik sowie eine freundliche und starke Stimme einsetzen.
3. Zuletzt wird der Patient dazu aufgefordert, den Fokus auf Veränderungen in seinen Gefühlen, Gedanken und Körperempfindungen zu legen. Wenn sich positive Veränderungen eingestellt haben, kann er auch versuchen, sich darüber mit sich selbst zu freuen, die positiven Gefühle zu genießen und dankbar zu sein.
4. Wenn der Patient von seinen Gefühlen überwältigt wird, kann er jederzeit wieder Achtsamkeitsübungen gegenüber neutralen Stimuli ausüben.

Es bestehen gewisse Ähnlichkeiten zwischen dieser Übung und der Meditation der liebenden Güte. Ähnlichkeit zwischen beiden Übungen besteht darin, dass sich die Betroffenen in beiden Übungen innerlich wünschen, dass es ihnen gut geht. Der Fokus liegt bei der Metta-Praxis jedoch auf der ständigen, langsamen Wiederholung bestimmter Sätze. Meist handelt es sich um folgende Sätze:

- Möge ich sicher sein.
- Möge ich glücklich sein.
- Möge ich gesund sein.
- Möge ich mit Leichtigkeit leben.

Bei Bedarf und bei Interesse des Patienten können diese Sätze ergänzend oder alternativ zur zuvor beschriebenen Übung im psychotherapeutischen Kontext eingesetzt werden. Dabei ist jedoch wichtig, auf die Individualisierung der Metta-Sätze zu achten. Sie sollten auf die Bedürfnisse des Patienten ausgerichtet und an seine täglichen Herausforderungen angepasst werden (van den Brink & Koster, 2013; Germer, 2013). Leidet der Patient beispielsweise unter Ärger, könnte er den Satz „Möge ich gelassen bleiben, egal was passiert“ regelmäßig wiederholen. Es wird auch immer wieder darauf hingewiesen, dass die Einleitung der Sätze mit „möge ich …“ ersetzt werden kann durch „ich wünsche mir …“ oder „ich gönne mir …“ oder „ich hoffe, dass ich …“, wenn dem Patient die „möge ich …“-Einleitung zu feierlich oder altmodisch erscheint (van den

Brink & Koster, 2013; Germer, 2013). Um nicht so häufig von Satz zu Satz springen zu müssen und die Sätze wirken lassen zu können, ist es sinnvoll, einen Satz zu wählen, der in diversen Situationen eingesetzt werden kann (van den Brink & Koster, 2013). Germer und Neff (2013) haben folgende Sätze für Menschen, die primär unter Unzulänglichkeitsgefühlen leiden, entwickelt:

- Möge ich sicher sein.
- Möge ich friedlich sein.
- Möge ich gut zu mir sein.
- Möge ich mich so akzeptieren, wie ich bin (oder: Möge ich mein Leben so akzeptieren, wie es ist).

6.6.1.5 Einsatz des mitfühlenden Selbst zur Traumabewältigung

Die Imagination des mitfühlenden Selbst kann auch zur Verarbeitung von traumatischen Erlebnissen eingesetzt werden (Gilbert, 2013a), ähnlich wie beim Imagery Rescritping oder der Bildschirmtechnik, bei der der Patient das Trauma auf einen „inneren Bildschirm" schrittweise aus einer Distanz heraus betrachtet (Arntz & Weertman, 1999; Reddemann, 2014). Es ist wichtig, dass der Patient zur Konfrontation mit traumatischen Ereignissen der Vergangenheit bereit ist. Darüber hinaus sollte er über die nötigen Ressourcen verfügen und diese aktivieren können (Germer, 2013). Spezifisch sieht das Vorgehen folgendermaßen aus:

Übung: Aktivierung des mitfühlenden Selbst zur Traumabewältigung (nach Gilbert, 2013a)

1. Als Erstes wird der Patient angeleitet, seine Augen zu schließen. Dann wird mit ihm eine Atemachtsamkeitsübung durchgeführt, um ihn in einen ruhigeren affektiven Zustand zu bringen.
2. Danach wird der Patient dazu aufgefordert und dabei angeleitet, innerlich das mitfühlende Selbst zu aktivieren (s. S. 68f.).
3. Im Anschluss führt der Therapeut den Patienten mit sanfter und unterstützender Stimme an das belastende Ereignis der Vergangenheit heran und ermutigt ihn dazu, sich das Ereignis wie eine Filmszene vorzustellen. Er unterstützt ihn dabei, das Ereignis sowie damit verbundene Gefühle zu durchleben.
4. Schließlich leitet er den Patient dabei an, durch das mitfühlende Selbst hilfreiche, selbstunterstützende Aspekte in die Szene einzubringen, z. B. kann sich der Patient selbst in einer selbstsichereren, mutigeren Rolle vorstellen, in der er wahrnimmt, dass er leidet, in der er sich selbst Wärme entgegenbringt und sich mutig und stark für sich selbst einsetzt und einem möglichen Täter Grenzen setzt.
5. Zum Abschluss kann auch wieder auf emotionale und körperliche Veränderungen fokussiert werden.

6.6.1.6 Mitgefühl mit sich selbst durch imaginierte andere

Manchen Menschen und auch Patienten fällt es schwer, sich selbst Mitgefühl entgegenzubringen. Diese Patienten können auch damit anfangen, sich zuerst darauf zu konzentrieren, dass andere ihnen in der Vorstellung Mitgefühl entgegenbringen, anstatt sich selbst aus der Perspektive des mitfühlenden Selbst Mitgefühl entgegenzubringen. Zu diesem Zweck können sie sich entweder eine real existierende Person oder eine fiktive Person, einen „perfekten Versorger" (Lee, 2005) vorstellen. Der „perfekte Versorger" zielt darauf ab, Gefühle der Sicherheit herzustellen und den Empfänger von Mitgefühl zu beruhigen. Er achtet darauf, dass zentrale Wünsche des Patienten Beachtung finden. Er weist die Eigenschaften des mitfühlenden Selbst auf, d. h. er ist weise, stark, gütig und akzeptierend. Es wäre von Nachteil für den Patienten, wenn er von seinem selbst geschaffenen inneren Versorger enttäuscht werden würde. Deshalb sollte er sich seinen Versorger so ausmalen, dass er für ihn persönlich perfekt ist, d. h. dass er ihm jederzeit Wärme und Akzeptanz entgegenbringt. Vor diesem Hintergrund ist es sinnvoll, dem Patienten diese fiktive Person als „perfekten oder idealen Versorger" vorzustellen. Alternativ kann jedoch auch der Begriff „liebevoller Gefährte" gewählt werden (van den Brink & Koster, 2013). Der „perfekte Versorger" weist Ähnlichkeiten zu den Konzepten des „wohlwollenden Begleiters" (Potreck-Rose, 2008) und dem „gesunden Erwachsenen" (Young et al., 2008) der Schematherapie auf. Im Rahmen aller drei Konzepte fokussiert der Patient darauf, mit sich selbst wohlwollend umzugehen. Der „wohlwollende Begleiter" fokussiert auch auf das Wohlergehen des Patienten. Er achtet jedoch vor allem darauf, dem Patienten seine Stärken und Ressourcen bewusst zu machen, wohingegen der „perfekte Versorger" vor allem den „schwachen Seiten" und den negativen Gefühlen mit Stärke, Weisheit, Güte und Akzeptanz entgegentritt. Der „gesunde Erwachsene" der Schematherapie verfolgt wie der „perfekte Versorger" das Ziel, befriedigend auf unbefriedigte Bedürfnisse einzugehen und regulierend auf verschiedene Selbstanteile und assoziierte Bewältigungsschemata einzuwirken. Der „perfekte Versorger" fokussiert jedoch im Gegensatz zum „gesunden Erwachsenen" nicht auf die Eingrenzung impulsiven Verhaltens des Modus des sogenannten „verärgerten Kindes" und der Fokus auf das Entgegenbringen von Wärme und Mitgefühl ist beim „perfekten Versorger" zentraler.

Übung: Imagination von Mitgefühl durch imaginierte andere (nach Gilbert, 2013a)

1. Der Patient wird aufgefordert, die Augen zu schließen und eine Atemachtsamkeitsübung durchzuführen.
2. Als Nächstes wird er angeleitet, zu versuchen, sein emotionales Leid wahrzunehmen. Dann wird er gebeten, sich an eine Person zu erinnern, die in der Vergangenheit mitfühlend ihm gegenüber war. Dabei soll er in der Vorstellung auf

das Verhalten sowie die Gestik, Mimik und den Tonfall der anderen Person fokussieren.
3. Zum Schluss wird er wieder aufgefordert, sich auf die ausgelösten Gefühle und Körperempfindungen zu konzentrieren und Freude mit sich selbst sowie Dankbarkeit für positive Veränderungen zu entwickeln.

Übung: Imagination des „perfekten Versorgers" (in Anlehnung an Brach, 2003; Gilbert, 2013a; van den Brink & Koster, 2013)

1. Der Patient wird aufgefordert, die Augen zu schließen und eine Atemachtsamkeitsübung durchzuführen.
2. Danach wird er in der Aktivierung seines inneren sicheren Orts angeleitet.
3. Der Patient soll dann versuchen, sein emotionales Leid wahrzunehmen.
4. Im Anschluss wird er dazu ermutigt, sich seinen persönlichen „perfekten Versorger" auszumalen. Was den „perfekten Versorger" primär ausmacht, ist, dass dieser wahrnimmt, dass der Patient leidet, dass er dies kognitiv nachvollziehen kann, dass er dem Patienten in dieser leidvollen Situation helfen möchte, dass er ihm das gibt, was er braucht und dass er die Merkmale eines mitfühlenden Selbst aufweist. Der Therapeut leitet den Patienten dabei an, sich seinen „perfekten Versorger" möglichst gut vorzustellen und stellt ihm zu diesem Zweck beispielsweise folgende Fragen: „Ist er ein Mensch, ein Tier, ein Berg oder etwas ganz anderes?", „Wie sieht er aus?", „Welche Mimik hat er?", „Wie verhält er sich?", „Wie gestikuliert er?"

6.6.1.7 Aktivierung des mitfühlenden Selbst anderen Menschen gegenüber

Zu guter Letzt kann das mitfühlende Selbst des Patienten in einer Imaginationsübung zuerst anderen geliebten Menschen, dann neutralen Menschen und zum Schluss Menschen, die den Patienten verletzt haben, Mitgefühl entgegenbringen. Wenn sich das Gegenüber grenzüberschreitend und/oder verletzend verhalten hat, ist es wichtig, dass der Patient zum einen sich selbst Mitgefühl entgegenbringt, zum anderen kann es aber auch wichtig sein, dass der Patient lernt, dem Gegenüber zu vergeben (Neff, 2011). Letzteres bedeutet nicht, dass er der verletzenden Person keine Grenzen setzen soll, sondern dass er mit milder Haltung auf die Person schauen soll, die ihn verletzt hat und Bedrohungsschutzreaktionen, wie Aggressivität, aufgeben soll, um am Ende selbst weniger zu leiden (van den Brink & Koster, 2013). Um Personen, die den Patienten verletzt haben, zu verzeihen, können folgende Überlegungen prinzipiell hilfreich sein:

1. Inwieweit hat das Gegenüber das verletzende Verhalten absichtlich gezeigt?
2. Inwieweit war sich das Gegenüber der Konsequenzen bewusst?
3. Welchen Einfluss hatten Evolution, Gene und Lerngeschichte auf sein Verhalten? Welche Bedrohung hat das Gegenüber dazu veranlasst, das verletzende

Verhalten zu zeigen? Welche Bedürfnisse wurden beim Gegenüber frustriert, die ihn dazu gebracht haben, das Verhalten zu zeigen?
4. Welche positiven Seiten hat diese Person neben ihren Schwächen auch noch?

Voraussetzung für Mitgefühl gegenüber schwierigen Personen ist immer, dass der Patient sich selbst als Erstes Mitgefühl entgegenbringt. Folgende Imaginationsübung ermöglicht die Aktivierung von Mitgefühl sich selbst und anderen gegenüber.

Übung: Aktivierung des mitfühlenden Selbst anderen Menschen gegenüber (vgl. Brach, 2003; van den Brink & Koster, 2013; Gilbert 2013a; Neff, 2011)

1. Der Patient wird als Erstes dazu aufgefordert, seine Augen zu schließen und eine Atemachtsamkeitsübung durchzuführen.
2. Als nächstes wird er gebeten, in der Vorstellung das mitfühlende Selbst zu aktivieren, sprich mitfühlend zu denken, zu fühlen, zu handeln, zu sprechen, eine mitfühlende Mimik und Gestik zu zeigen. Letztlich wird er dazu angeleitet, all die Eigenschaften des mitfühlenden Selbst innerlich darzustellen.
3. Dann wird er dazu aufgefordert, seine Aufmerksamkeit in der Vorstellung auf einen geliebten Menschen zu richten. Fokus der Aufmerksamkeit ist dabei primär das *emotionale* Leid dieser Person, welches sich in Mimik, Gestik und der Stimme äußern kann.
4. Als nächstes wird er dazu aufgefordert, dieser Person Mitgefühl, Akzeptanz, Verständnis und Unterstützung im eigenen vorgestellten Verhalten mit entsprechender Mimik, Gestik und Tonlage entgegenzubringen.
5. Danach wird er angeleitet, sich auf die positiven Veränderungen des Gegenübers im Verhalten, der Körperhaltung, Mimik und Gestik zu konzentrieren.
6. Im Anschluss kann er das aktivierte Mitgefühl auch noch auf Menschen, denen er neutral gegenübersteht und/oder die ihn verletzt haben, ausweiten.

6.6.2 Entwicklung mitgefühlsfokussierten Denkens

Beim Aufbau mitgefühlsfokussierten Denkens geht es primär darum, inhaltlich mitfühlende Gedanken aufzubauen. Inhaltlich mitfühlende Gedanken zu entwickeln bedeutet, kritische Gedanken sowie Grübel- und Sorgenprozesse abzubauen. Unter Grübeln und Sich-Sorgen versteht man repetitives, nur schwer kontrollierbares Denken in Bezug auf einen oder mehrere negative Inhalte mit dem Ziel, Probleme zu lösen (Ehring & Watkins, 2008). Grübeln ist meist auf die Vergangenheit ausgerichtet, Sich-Sorgen auf die Zukunft (Korn, 2015). Beim Aufbau mitfühlenden Denkens unterstützt der Therapeut den Patienten dabei, Sorgen- und Grübelprozesse abzubauen, kritische, pessimistische und bedrohungsfokussierte Gedanken durch mitfühlende Gedanken zu ersetzen und innere, mitfühlende Dialoge zu führen. Dazu können verschiedene Techniken, wie die Stühle-Arbeit, ein Mitgefühls-Tagebuch, mitfühlendes Briefeschreiben oder eine mitgefühlsfokussierte Variante der Spaltentechnik eingesetzt werden. Gleichzeitig ermutigt der Therapeut den Patienten dazu, vor dem Hintergrund der eigenen evolutionären, genetischen und lebensgeschichtlichen Bedingtheit validierend und verständnisvoll mit den eigenen Gedanken und Sichtweisen umzugehen, auch wenn sie negativ gefärbt und damit eigentlich schädlich für ihn sind.

Voraussetzung für den Aufbau mitgefühlsfokussierten Denkens und den Abbau von Kritik, Grübeln und Sich-Sorgen ist die Exploration der Inhalte der kognitiven Prozesse, beispielsweise im Rahmen von Stühle-Arbeit. Eine Variante hiervon ist, dass der kritische oder grübelnde Anteil des Selbst auf einen Stuhl gesetzt wird und aufgefordert wird, zu einem bestimmten Verhalten, einer Emotion, einem Wunsch, dem Körper oder auch einer Eigenschaft des Patienten Stellung zu nehmen. Es kann äußerst hilfreich sein, dabei auch die Sprach- und Tonauswahl des kritischen oder grübelnden Anteils zu fokussieren, denn mit Tonlage und Stimme schwingen immer Botschaften mit. In der Regel sind Sprache und Stimme eines kritischen Anteils beispielsweise eher kühler, abgehackter und monotoner als die eines mitfühlenden Anteils. Im Anschluss daran wird am Abbau der dysfunktionalen und am Aufbau funktionaler, mitfühlender kognitiver Inhalte und Prozesse gearbeitet. Selbstbeobachtung trägt häufig schon dazu bei, dass negative Denk- und/oder Verhaltensmuster abgebaut werden. Deshalb kann ein erster Schritt beispielsweise darin bestehen, dass der Patient eine Woche lang täglich zählt, wie häufig er sich selbst (oder aber auch andere) kritisiert. Dabei kann er innerlich eine Strichliste führen, ohne auf den Inhalt der Kritik zu achten (Germer, 2013). Diese Übung kann alternativ auch bei Grübel- oder Sorgenprozessen angewendet werden.

Im Anschluss können Übungen eingesetzt werden, bei denen der innere kritische/grübelnde/sich sorgende Anteil mit einem mitfühlenden Anteil in Kontakt und Dialog tritt. Hierzu bieten sich die Stühle-Arbeit und auch das Mitgefühls-Tagebuch an. Stühle-Arbeit wird in einigen therapeutischen Verfahren, wie der emotionsfokussierten Therapie (Greenberg, 2002) sowie der Schematherapie (Young et al., 2008), eingesetzt. Wenn sie als mitgefühlsfokussierte Intervention eingesetzt wird, dann nimmt das mitfühlende Selbst mit dem kritischen/grübelnden/sich sorgenden Selbst Kontakt auf, wobei der Patient auf verschiedenen Stühlen sitzend die unterschiedlichen Selbstanteile sprechen lässt (Gilbert, 2013a). Es gibt auch eine Variante, bei der ein dritter Stuhl eingeführt wird, auf dem der verletzte, kritisierte (oder verunsicherte) Anteil spricht (Neff, 2011; Young et al., 2008). Auch wenn die Stühle-Arbeit auch bei Grübel- und Sorgenprozessene eingestzt werden kann, so wurde die im Folgenden vorgestellte Variante dennoch primär für den Umgang mit Selbstkritik entwickelt.

Übung: Stühle-Arbeit bei Selbstkritik (in Anlehnung an Neff, 2011; Gilbert, 2013a)

Zuerst empfiehlt es sich, dem Patienten zu vermitteln, dass wir Menschen alle mehrere Selbstanteile haben, u. a. einen kritischen und einen mitfühlenden Anteil. Diese zwei Anteile sollen während der Übung miteinander in Kontakt treten. Zu diesem Zweck wird für beide Anteile im Raum jeweils ein Stuhl aufgestellt. Je nachdem in welcher Rolle der Patient ist, kann er sich während der Übung dann auf den einen oder anderen Stuhl setzen. Spezifisch wird dabei folgendermaßen vorgegangen:

1. Der Patient wird aufgefordert, sich an eine Situation zu erinnern, in der er sich stark kritisiert hat bzw. an einen Anteil seiner selbst zu denken, den er nicht mag und für den er sich häufig kritisiert.
2. Der Patient soll dem kritischen Anteil dann auf dem kritischen Stuhl eine Stimme geben. Der Therapeut vertieft das hierdurch ausgelöste Erleben, indem er nach Gefühlen und körperlichem Empfinden fragt und den Fokus auf die Körperhaltung legt.
3. Danach wird der Patient aufgefordert, sich vom kritischen Stuhl zu lösen, beispielsweise indem er im Zimmer umherläuft und/oder eine Achtsamkeitsübung ausübt.
4. Der Patient soll im Anschluss auf dem mitfühlenden Stuhl das mitfühlende Selbst mittels Imagination aktivieren und danach dem mitfühlenden Anteil eine Stimme geben. Auch hier richtet der Therapeut den Fokus des Patienten wieder auf die Gefühle, Körperhaltung und -reaktion sowie Stimmlage des Patienten.
5. Der mitfühlende Anteil wird anschließend aufgefordert, mit dem kritischen Anteil Kontakt aufzunehmen. Der mitfühlende Anteil soll den kritischen Anteil dann nach den Gründen für seine kritische Art fragen und danach, was ihn bedroht, ängstigt oder ärgert, das Leid hinter der Kritik wahrnehmen und ihm hierfür Verständnis, Wärme und Akzeptanz entgegenbringen. Meist handelt es sich um Ängste vor Ablehnung, Ausgeschlossen werden und Minderwertigkeitsgefühle. Idealerweise bietet er ihm an, ihm zu helfen, auf Selbstkritik zu verzichten.
6. Der mitfühlende Teil kann den kritischen Teil auch fragen, ob es sich bei der Kritik um Kritik durch Personen aus der Vergangenheit handelt, die ihm wenig Mitgefühl entgegengebracht haben. Wenn der kritische Anteil dies bestätigt, kann der Therapeut den Patient fragen, ob er (s)ein Kind auf diese Art und Weise behandeln würde und wenn nicht, wie er anstelle dessen mit ihm umgehen würde. Sollte es sich dabei um mitfühlendes Verhalten handeln, wird der Patient dazu aufgefordert, dem verletzten Anteil des kritischen Anteils dieses Verhalten entgegenzubringen. Es ist möglich, diesen verletzten Anteil auf einen dritten Stuhl zu setzen. Dann soll der mitfühlende Teil mit dem kritischen Teil und dem verletzten Teil sprechen und sie beide besänftigen. Dazu gehört, dass er den kritisierten Teil daran erinnert, dass es normal ist, Fehler zu machen und dass jeder Mensch neben Stärken auch Schwächen aufweist. Fehler und Schwächen sind die Grundlage dafür, um sich weiterzuentwickeln.
7. Zum Schluss wird der mitfühlende Anteil dazu aufgefordert, den kritischen Anteil mittels mitfühlender Selbstkorrektur zur Weiterentwicklung zu motivieren, falls dies notwendig ist. Dies kann sich darin äußern, dass der mitfühlende An-

teil den kritischen Anteil ermutigt und dabei unterstützt, seine Ziele zu erreichen. Er vermittelt Hoffnung und Zuversicht und fokussiert auf Erreichtes sowie die Stärken des Selbst, die bei der Zielerreichung hilfreich sein können.

Cave: Sollte sich hinter der Stimme des Kritikers die eines früheren Misshandlungs- oder Missbrauchstäters verbergen und auch als solche vom Patienten wahrgenommen werden, sollte der mitfühlende Teil dem Kritiker kein Mitgefühl entgegenbringen. Insbesondere in diesem Fall, aber auch dann, wenn sich eine übermäßig kritische und invalidierende Person der Vergangenheit hinter dem Kritiker verbirgt, sollte an einem nachträglich selbstsicheren Verhalten, welches durch Mut, Klarheit, Entschlossenheit und Gelassenheit gekennzeichnet ist, gegenüber dieser grenzüberschreitenden Person gearbeitet werden. Dies ist wichtig, da der Patient auf diesem Weg lernen kann, adäquat mit Wut umzugehen, und sie nicht zu unterdrücken oder übermäßig herauszulassen (Brähler, 2015). Man spricht von *fierce compassion* (deutsch: „taffes Mitgefühl"). Beispielsweise könnte der mitfühlende Anteil des Patienten dem kritischen Anteil Grenzen setzen, Ärger äußern oder aber ihn zum Gehen auffordern. Alternativ könnte der Patient im Rahmen einer imaginativen Umschreibung eine Situation, in der er kritisiert wurde und an die er sich sehr gut erinnern kann, im Kopf so umschreiben, dass er sich in dieser Situation gegen den Aggressor wehrt.

Beispiel:

Die 30-jährige Patientin kommt mit einer leichten depressiven Episode und zwanghaften Persönlichkeitszügen in Behandlung. Sie leidet primär unter ihren Selbstwertdefiziten. Die Patientin stammt aus einem Elternhaus, in dem Moral eine große Rolle gespielt hat und in dem hohe Erwartungen an sie herangetragen wurden. Bei Fehlern wurde die Patientin schnell getadelt. Lob hingegen erhielt sie nur bei außerordentlichen Leistungen. Ziel der Patientin war es, mehr Selbstwertgefühl aufzubauen. Zu Beginn der Behandlung setzte die Therapeutin deshalb klassische, kognitive selbstwertsteigernde Techniken, wie das ABC-Schema sowie das Positiv-Tagebuch, ein. Die Patientin verstand den Sinn der Übungen und wandte sie auch regelmäßig an. Das Problem bestand darin, dass sie sich nicht glaubte, was sie aufschrieb. Beispielsweise empfand sie ihre Leistungen selten als wertvoll genug, um sie in ihrem Tagebuch zu notieren. Auch glaubte sie sich die positiven, selbstbezogenen Aussagen nicht, die sie entwickelte. Folglich fühlte sie sich auch nicht besser. Dies führte dazu, dass Therapeutin und Patientin das Therapieziel änderten. Ziel sollte nicht mehr der Aufbau von positiver Selbstbewertung, sondern von Selbstakzeptanz sein. Hierzu wurde unter anderem die Stühle-Technik zur Entwicklung von Mitgefühl sich selbst gegenüber eingesetzt. Im Rahmen von Gesprächen zwischen dem Kritiker, dem verletzten Anteil und dem mitfühlenden Anteil gelang es der Patientin immer mehr, liebevoll mit sich selbst umzugehen. Das lag primär daran, dass sie erkannte, wie verletzt ein Teil in ihr war und wie sehr dieser Anteil aufgrund der ständigen Selbstkritik und den hohen Ansprüchen litt. Bei den Übungen wurden starke Gefühle der Trauer aktiviert, die sie mit dem Anteil des „perfekten Versorgers" jedoch sehr gut auffangen konnte. So entwickelte die Patientin mehr Selbstmitgefühl und Selbstakzeptanz, was dazu führte, dass sie sich deutlich besser fühlte und die Depression remittierte.

Alternativ kann die Stühle-Arbeit auch eingesetzt werden, um Ärger gegenüber einer anderen Person und Kritik an dieser Person abzubauen. Da sich hinter Kritik an anderen meist die Bedrohung bzw. Verletztheit der eigenen Person verbirgt, sollte sich der Patient auch bei dieser Übung selbst Mitgefühl entgegenbringen.

Neben der Stühlearbeit eignet sich wie gesagt auch das sogenannte Mitgefühls-Tagebuch, um den kritischen und mitfühlenden Anteil eines Patienten miteinander in Kontakt treten zu lassen.

Übung: Mitgefühls-Tagebuch bei Selbstkritik (vgl. Neff, 2011)

In einem Mitgefühls-Tagebuch sollen regelmäßig (am besten täglich) mitfühlende, innere Dialoge notiert werden, die sich auf negative, schmerzvolle Gefühle beziehen, die an diesem Tag durch Selbstkritik aufgetreten sind. Dabei empfiehlt sich folgende Vorgehensweise:

1. Der erste Schritt besteht im schriftlichen Festhalten des wahrgenommenen emotionalen Leids sowie der Selbstkritik.
2. Im zweiten Schritt soll der Patient notieren, wie er den kritischen Anteil besänftigen würde. Dabei geht es darum, dass er diesem auch Verständnis für die Ursachen dessen, weshalb er sich selbst kritisiert (z. B. Angst vor Bindungs- und/ oder Selbstwertverlust), entgegenbringt und diesem anbietet, ihm zu helfen, auf Selbstkritik zu verzichten.
3. Im dritten Schritt soll der Patient eine mitfühlende Neubewertung des kritisierten Aspekts schriftlich festhalten. Dabei kann es für den Patienten hilfreich sein, wenn er sich vorstellt, was ein mitfühlender Freund, eine gute Mutter oder ein „perfekter Versorger" sagen würden. Darüber hinaus kann es auch hier wieder hilfreich sein, wenn sich der Patient bewusst macht, dass Menschen prinzipiell Stärken und Schwächen haben, und dass wir aufgrund unseres evolutionären, genetischen und lebensgeschichtlichen Erbes nur begrenzt Einfluss auf unser Erleben und Verhalten haben. Außerdem sollte der Patient sich selbst auch aufgrund seines emotionalen Leids Mitgefühl entgegenbringen.

Auch die Übung zum mitfühlenden Briefeschreiben bietet sich an, um selbstkritische Gedanken durch mitfühlendere zu ersetzen (vgl. Abb. 9). Die Übung des Mitfühlenden Briefeschreibens kann eingesetzt werden, wenn sich der Patient für einen oder mehrere Aspekte seiner Persönlichkeit oder seines Verhaltens übermäßig und inadäquat kritisiert (van den Brink & Koster, 2013; Neff, 2011).

Übung: Mitfühlendes Briefeschreiben bei Selbstkritik (vgl. van den Brink & Koster, 2013; Gilbert, 2013a; Neff, 2011)

Bei der Übung identifiziert der Patient als Erstes den kritisierten Aspekt, die Kritik und die damit verbundenen negativen Gefühle. Dann verfasst er einen mitfühlenden Brief an den leidenden Anteil aus der Perspektive eines perfekten Versorgers oder eines mitfühlenden, imaginären Freundes (van den Brink & Koster, 2013). Der Brief sollte folgende Aspekte beinhalten:

1. Erinnerung daran, dass es in der Natur der Menschen liegt, dass sie Fehler machen und sowohl Stärken als auch Schwächen haben.
2. Erinnerung daran, dass die Menschen ein Produkt der Evolution, ihrer Gene und Sozialisation sind und deshalb nur begrenzt Einfluss auf ihr Verhalten haben.
3. Mitgefühl und Liebe gegenüber dem leidenden Anteil.
4. Falls Selbstkorrektur nötig ist, verständnisvolle, mitfühlende und ermutigende Vermittlung dessen, dass eine Verhaltensänderung anzuraten und auch umsetzbar ist.

Wenn der Patient den Brief geschrieben hat, kann er ihn sich laut vorlesen. Idealerweise übt der Patient ein, ihn mit einer sanften, warmen, freundlichen, geduldigen und entspannten Stimme vorzutragen. Darüber hinaus ist es hilfreich, Pausen zu machen, ruhig zu atmen und Gesichtsausdruck und Körperhaltung an die mitfühlende Perspektive anzupassen.

Die Methode des mitfühlenden Briefeschreibens kann auch angewendet werden, wenn der Patient starken Ärger und Groll einer anderen Person gegenüber hegt, die ihn verletzt hat, der er aber gerade verzeihen möchte. Der Adressat des Briefs ist dann die Person, zu der der Patient eine schwierige Beziehung hat. Der Patient wird dazu aufgefordert, den Brief aus einem mitfühlenden Modus heraus zu schreiben. Der Brief soll nicht abgeschickt werden. Es geht darum, dass der Patient sich bewusst macht, dass er mit der schwierigen Person gerade aufgrund der Unvollkommenheit aller Menschen verbunden ist und dass auch diese Person das Resultat seiner Gene und Lebensgeschichte ist. Dennoch ist es bei dieser Übung wahrscheinlich, dass der Patient selbst aufgrund seiner Verletztheit viel Mitgefühl braucht, um sie auch dem anderen entgegenbringen zu können. Da Mitgefühl sich selbst gegenüber die Voraussetzung ist, um anderen Mitgefühl entgegenbringen zu können, sollte der Patient ersteres in dem Ausmaß tun, in dem er es braucht. Darüber hinaus kann er dem Gegenüber im Brief durchaus auch seine Grenzen und Wünsche für die Zukunft bewusst machen.

Neben der Methode des mitfühlenden Briefeschreibens kann zur Entwicklung mitfühlender Gedanken eine abgewandelte Form der Spaltentechnik der KVT

Liebe Petra,

ich weiß, dass du unzufrieden mit der Note in der letzten Klausur bist. Du wirfst dir vor, dass du dich nicht gut genug vorbereitet hast und anstelle dessen lieber mit deinen Freunden unterwegs warst. Du denkst, dass du zu faul warst und dass die schlechte Note jetzt die gerechte Strafe dafür ist. Das zieht dich ganz schön runter. Du bist ganz schön traurig und ärgerst dich über dich selbst.

Es tut mir total leid, dass es dir so schlecht geht. Ich möchte dir gerne dabei helfen, dass es dir wieder etwas besser geht. Vergiss nicht, dass die Menschen nicht immer Einfluss auf das haben, was sie tun. Sie haben häufig Schwierigkeiten, sich aufzuraffen und unangenehme Aufgaben zu erledigen. Das liegt in ihrer Natur. Es ist einfach angenehmer, sich den schönen Dingen des Lebens zu widmen, ohne sich dafür anstrengen zu müssen, als sich zur Arbeit aufzuraffen. Deshalb ist es auch völlig verständlich, dass du lieber mit deinen Freunden weggegangen bist, als zu lernen. Oder kennst du irgendjemanden, der nie Probleme damit hat, sich aufzuraffen? Von deinen Eltern hast du ja schon erzählt, dass sie Pflichten oft auch lieber vermieden haben. Und jeder Mensch hat nun einmal stärkere und schwächere Seiten. Möglicherweise zählt zu deinen Schwächen, dass du Schwierigkeiten hast, dich zum Lernen zu motivieren. Das macht Dich aber nicht zu einem schlechten Menschen. Du hast dir das schließlich nicht ausgesucht.

Trotzdem weiß ich, dass es dir sehr wichtig ist, dass du dich auf deine Klausuren vorbereitest, damit du gute Noten schreibst. Und das find ich auch gut so. Ich würde dir gerne dabei helfen, dass du dieses Ziel erreichst. Ich bin für dich da und werde dich dabei unterstützen. Ich glaube, dass du das schaffen kannst, auch wenn es dir wirklich schwer fällt, dich diszipliniert auf Prüfungen vorzubereiten. Du hast in deinem Leben schon so viel geschafft. Wenn du am Ball bleibst, an dich glaubst und dich immer wieder dazu motivierst, wirst du das schaffen, auch wenn es oft unangenehm ist! Ich werde dir auf jeden Fall dabei helfen.

Umarme dich und fühl' dich gedrückt!

PS: Bitte melde dich, wenn du mich brauchst und ich dich unterstützen kann. Ich bin jederzeit erreichbar.

Abbildung 9: Beispiel eines mitfühlenden Briefs

eingesetzt werden (vgl. Arbeitsblatt „Kritische Gedanken durch mitfühlende Gedanken ersetzen“ auf S. 147 im Anhang).

Übung: Spaltentechnik „Kritische Gedanken durch mitfühlende Gedanken ersetzen“

Bei dieser Variante der Spaltentechnik werden in der ersten Spalte kritische Gedanken notiert. Wichtig ist, darauf zu achten, in welchem Tonfall sie „gedacht“ werden. Im Anschluss werden die emotionalen und verhaltensbezogenen Konsequenzen dieser Gedanken notiert. In der dritten Spalte werden die kritischen Gedanken durch mitfühlende Gedanken ersetzt, die darauf abzielen, dass es dem Patient gut geht und er sich weiterentwickelt. Sie sind voller Wärme, ermutigend und aufheiternd. Auch hier ist es sinnvoll, auf die Tonlage zu achten. Zuletzt sollen wieder die Konsequenzen der Gedanken notiert werden. Der Patient kann sich die entsprechenden Gedanken auch laut vorlesen, um sich selbst die Unterschiede zwischen einer kritischen Stimme und einer mitfühlenden Stimme bewusst zu machen.

6.6.3 Aufbau mitgefühlsfokussierten Verhaltens

Mitgefühlsfokussiertes Verhalten entspricht Handlungen, die dafür sorgen, dass ein Gleichgewicht zwischen Bedrohungs-, Antriebs- und Fürsorgesystem vorherrscht. Bedürfnis-, werte- und zielorientiertes Verhalten entstammt beispielsweise einem aktiven Fürsorgesystem und wirkt einem überaktiven Bedrohungs- und/oder Antriebssystem entgegen. Solch ein Verhalten sollte mitgefühlsorientierten Ansätzen demzufolge in leidvollen Situationen gefördert werden. Darüber hinaus ist es mitfühlend, wenn Verhaltensweisen, die die Grenzen des Patienten überschreiten, ihn verletzen oder ihm langfristig schaden, abgebaut werden. Im Gegensatz dazu sind ein Übermaß oder ein Mangel an Bedrohungsschutzreaktionen aus einem über- oder unteraktiven Bedrohungs-Schutz-System sowie ein Übermaß oder Mangel an antriebsgesteuerten Handlungen aus einem über- oder unteraktiven Antriebssystem nicht mitfühlend. Hierzu zählen im intrapersonellen Kontext beispielsweise (übermäßiger) Alkohol- und/oder Drogenkonsum, übermäßiges Essen, körperliche Selbstverletzungen oder Rückzugsverhalten. Im interpersonellen Kontext zählen hierzu beispielsweise Beschuldigungen, Promiskuität, Unterwürfigkeit oder Isolation. Solche Verhaltensweisen halten negative Gefühle langfristig aufrecht.

Die Identifikation des Motivsystems, aus dem Entscheidungen und Handlungen der Patienten im Alltag gesteuert werden, stellen eine gute Basis dafür dar, um mitfühlendes Verhalten verstärkt umzusetzen und selbstschädigendes sowie übermäßig bedrohungs- und/oder antriebsgesteuertes Verhalten abzubauen. Hierzu bieten sich folgende drei Übungen an:

Übung: Mitgefühl im Alltag entdecken (in Anlehnung an van den Brink & Koster, 2013)

Bei dieser Übung bearbeiten Patienten das zugehörige Arbeitsblatt „Mitgefühl im Alltag entdecken" (vgl. Anhang, S. 148). Sie tragen dabei in die erste Spalte die Aktivitäten ein, die sie während eines Tages ausgeführt hatten. In die zweite Spalte tragen sie auf einer Skala von 1 bis 5 ein, inwiefern diese Aktivitäten von Mitgefühl für andere geprägt waren. In der dritten Spalte tragen sie ein, inwiefern diese Tätigkeiten auf einer Skala von 1 bis 5 von Mitgefühl für sich selbst geprägt waren.

Im Anschluss daran sollen sie eine Bilanz hinsichtlich der Mitgefühlsorientierung ihrer Aktivitäten ziehen. Folgende Fragen können dabei hilfreich sein:

- Wie mitfühlend war ich anderen und mir selbst gegenüber?
- Wie viel Energie hat mich beides gekostet bzw. wie viel Energie hat es mir gegeben?
- War ich mir im Moment, als ich mitfühlend war oder auch nicht, dessen bewusst?
- Welche Gefühle, Gedanken und körperlichen Empfindungen hatte ich dabei?
- Inwiefern könnte ich mitgefühlsfokussierte Handlungen mir selbst und anderen gegenüber im Alltag steigern?

In Abbildung 10 wird erneut anhand eines Beispiels einer Patientin mit einer Essstörung verdeutlicht, wie das Arbeitsblatt ausgefüllt werden kann. Es zeigt, dass manche Aktivitäten nur „mitfühlend" sind und andere nur „selbst-mitfühlend". Auf der Basis dieses Arbeitsblattes kann die Patientin die im Kasten zur Übung aufgeführten Fragen für sich selbst beantworten.

Übung: Tagebuch zu den drei Affektregulationssystemen (in Anlehnung an van den Brink & Koster, 2013)

Patienten können darüber hinaus ein Tagebuch führen, in dem sie täglich notieren, inwiefern einzelne Handlungen über den Tag hinweg aus dem Bedrohungs-Schutz-System, dem Antriebssystem oder dem Fürsorgesystem heraus motiviert waren. Das Treffen eines Freundes kann beispielsweise aus allen drei Systemen heraus motiviert sein. Wenn es vor allem dazu dienen sollte, einer Enttäuschung des Freundes vorzubeugen, ist es primär aus dem Bedrohungs-Schutz-System heraus motiviert. Wenn es hauptsächlich zum Zweck der Unterhaltung und des Spaßes ausgeführt wurde, ist es primär aus dem Antriebssystem motiviert. Und wenn es vor allem aus Zuneigung zum anderen ausgeführt wurde, dann ist es primär aus dem Fürsorgesystem heraus motiviert. Einzelne Verhaltensweisen können jedoch auch aus mehreren Motiven heraus ausgeführt werden. Patienten können sich bei ihren Beobachtungen folgende Fragen stellen:

- Wie mitfühlend bin ich heute mit mir umgegangen?
- War ich mir bewusst, aus welchem System heraus mein Handeln motiviert war?
- Welche Gefühle, Gedanken und körperlichen Empfindungen hatte ich bei diesem Verhalten?

- Was geht mir jetzt gerade durch den Kopf und was wäre eine mitfühlende Antwort?
- Bin ich mit dem Verhältnis zwischen den drei Systemen zufrieden? Oder sollte ich noch mehr mitgefühlsfokussiertes Verhalten aufbauen und/oder bedrohungsschutz- bzw. antriebsfokussiertes Verhalten abbauen?

In Bezug auf den Zusammenhang zwischen den drei Systemen empfiehlt es sich, vor allem darauf zu achten, dass das Antriebssystem nicht übermäßig zur Regulation eines überaktiven Bedrohungs-Schutz-Systems eingesetzt wird.

Übung: Was bewegt mich (vgl. van den Brink & Koster, 2013)

Bei Entscheidungskonflikten kann es hilfreich sein, zu eruieren, welche Motivsysteme gerade aktiv sind und den eigenen Konflikt beeinflussen. Auf der Grundlage hiervon kann überlegt werden, ob eine Entscheidung aus dem/den besagtem/n Motiv(en) heraus sinnvoll und erwünscht ist oder nicht. Wenn sich ein depressiver Patient beispielsweise nicht entscheiden kann, ob er zu einer Verabredung mit einem Freund gehen soll oder nicht, kann er sich überlegen, welche Motivsysteme bei diesem Konflikt aktiv sind. Eine mögliche Konstellation bestünde darin, dass sich der Patient aufgrund eines reduziert aktiven Antriebssystems nicht dazu motiviert fühlt, den Freund zu sehen. Gleichzeitig könnte er aufgrund eines überaktiven Bedrohungs-Schutz-Systems Angst davor haben, seinem Freund abzusagen, da er ihn enttäuschen könnte. Auf der Basis dieses Wissens könnte er sich nun beispielsweise überlegen, ob er (1) sich mitfühlend motiviert, den Freund zu treffen oder ob er (2) sich Mitgefühl dafür entgegenbringt, dass er dem Freund absagt, weil er sich überfordert fühlt.

Um mitgefühlsfokussiertes Verhalten aufzubauen, kann der Therapeut dem Patienten vorschlagen, sich gerade in akuten Situationen des Leids zu fragen, welches Verhalten ihm in dieser Situation am meisten helfen würde. Der Patient kann sich dann fragen, was er wirklich braucht, welcher Teil von ihm gerade am meisten Aufmerksamkeit braucht und wie er sich selbst am besten unterstützen könnte (Brach, 2003). Rosenberg (2003) schlägt vor, dass sich Menschen in Situationen des Leids selbst zuhören und vor dem Hintergrund der eigenen Bedürfnisse einfühlsam und validierend mit sich selbst kommunizieren. Spezifisch empfiehlt er, dass sich die Betroffenen, wenn es ihnen nicht gut geht, die folgenden vier Fragen stellen:

Mitfühlende Kommunikation (Rosenberg, 2003)

1. Was beobachte ich, was nehme ich wahr?
2. Was fühle ich?
3. Was brauche ich?
4. Habe ich irgendeinen Wunsch an mich oder andere?

Mitgefühl im Alltag entdecken		
Aktivität	**Mitfühlend?**	**Selbstmitfühlend?**
Nicht gefrühstückt	Gar nicht 1 – 2 – 3 – 4 – 5 Sehr	Gar nicht ~~1~~ – 2 – 3 – 4 – 5 Sehr
2 Stunden im Bad verbracht, um mich fertig zu machen	Gar nicht 1 – 2 – 3 – 4 – 5 Sehr	Gar nicht ~~1~~ – 2 – 3 – 4 – 5 Sehr
Kollegin bei Problem weitergeholfen	Gar nicht 1 – 2 – 3 – 4 – ~~5~~ Sehr	Gar nicht 1 – 2 – 3 – 4 – 5 Sehr
Mittagessen mit Kollegen in Kantine	Gar nicht 1 – 2 – 3 – ~~4~~ – 5 Sehr	Gar nicht 1 – 2 – 3 – ~~4~~ – 5 Sehr
Kaffeepause mit Kollegin	Gar nicht 1 – 2 – ~~3~~ – 4 – 5 Sehr	Gar nicht 1 – 2 – 3 – 4 – ~~5~~ Sehr
Konflikt mit Chef/Selbstvorwürfe	Gar nicht 1 – ~~2~~ – 3 – 4 – 5 Sehr	Gar nicht 1 – ~~2~~ – 3 – 4 – 5 Sehr
Trotz Regen laufen gewesen	Gar nicht 1 – 2 – 3 – 4 – 5 Sehr	Gar nicht ~~1~~ – 2 – 3 – 4 – 5 Sehr
Nur kleinen Salat zu Abend gegessen	Gar nicht 1 – 2 – 3 – 4 – 5 Sehr	Gar nicht ~~1~~ – 2 – 3 – 4 – 5 Sehr
Mit Freundin telefoniert	Gar nicht 1 – 2 – 3 – ~~4~~ – 5 Sehr	Gar nicht 1 – 2 – 3 – 4 – ~~5~~ Sehr
. . .	Gar nicht 1 – 2 – 3 – 4 – 5 Sehr	Gar nicht 1 – 2 – 3 – 4 – 5 Sehr
	Gar nicht 1 – 2 – 3 – 4 – 5 Sehr	Gar nicht 1 – 2 – 3 – 4 – 5 Sehr
	Gar nicht 1 – 2 – 3 – 4 – 5 Sehr	Gar nicht 1 – 2 – 3 – 4 – 5 Sehr

Abbildung 10: Ausgefülltes Beispiel des Arbeitsblattes „Mitgefühl im Alltag entdecken“ einer Patientin mit Essstörung

Alternativ können dem Patienten möglicherweise die folgenden drei Mitgefühlssätze helfen, herauszufinden, was er im Moment des Leids braucht (Neff, 2011, teilweise modifiziert). Sie beinhalten nach Neff (2011) alle drei Teile von Selbstmitgefühl: Achtsamkeit, Selbstfreundlichkeit und das gemeinsame Menschsein.

Die drei Mitgefühlssätze (modifiziert nach Neff, 2011)
… (Das Gefühl), das ich gerade erlebe, belastet mich *(Achtsamkeit).*
Alle Menschen leiden von Zeit zu Zeit unter … (Gefühl) *(Gemeinsames Menschsein).*
Wie kann ich mir helfen, damit es mir jetzt besser geht *(Selbstfreundlichkeit)*?

Beim Aufbau mitfühlenden Verhaltens sollte der Patient sowohl auf seine körperlichen Grundbedürfnisse als auch auf seine psychischen Bedürfnisse achten. Körperliches Wohlergehen ist eines der zentralen menschlichen Grundbedürfnisse. Da dieses Bedürfnis so basal ist, ist es wichtig, dafür zu sorgen, dass es befriedigt wird. Das heißt, dass dem Patienten nahegelegt werden sollte, in Situationen des Leids darauf zu achten, ob das Bedürfnis nach körperlicher Unversehrtheit befriedigt ist. Hierunter ist zu verstehen, dass er dafür sorgt, dass er ausreichend Schlaf bekommt, dass er ausreichend und ausgewogen isst und trinkt, dass er sich ausreichend bewegt und sich ausreichend körperlich entspannt (Germer, 2013). Wichtig bei der Ausführung von Handlungen zur Befriedigung körperlicher Grundbedürfnisse ist, die eigene Individualität als Orientierungsgrundlage zu verwenden. Wie viel Schlaf ein Mensch braucht, ist beispielsweise von Mensch zu Mensch unterschiedlich und wird von verschiedenen Faktoren beeinflusst, wie beispielsweise den eigenen Genen, der Art der Berufstätigkeit und der Häufigkeit der Bewegung. Es ist wichtig, diese Individualität wahrzunehmen, anzuerkennen und zu akzeptieren und sich nicht an den Erwartungen anderer zu orientieren. Nur so kann sich der Betroffene wirklich selbst helfen und in schwierigen Situationen unterstützen. Es geht darum, die eigenen Bedürfnisse anzuerkennen und dann alles dafür zu tun, damit sie Erfüllung finden.

Neben den körperlichen Bedürfnissen sind auch psychische Bedürfnisse, wie die nach Bindung, Selbstwerterhöhung, Kontrolle und Lust, zentral (Grawe, 1998). Neben der Taxonomie von Grawe (1998) kann man sich auch an anderen Systemen zur Einordnung von psychischen Bedürfnissen orientieren. In der Positiven Psychologie (Seligman, 2002) werden beispielsweise drei Quellen von Wohlbefinden und Glück unterschieden:

1. Engagiert leben: soziale Beziehungen und Verbundenheit erfahren,
2. freudvoll leben: angenehme Emotionen und Sinnesgenuss erfahren,
3. sinnvoll leben: Sinngebung und Bedeutung erfahren.

Mitfühlendes Verhalten besteht auch darin, dass Patienten sich ihren Alltag generell, aber insbesondere dann, wenn es ihnen nicht gut geht, so gestalten, dass zentrale psychische Bedürfnisse wie die nach Grawe (1998) oder Seligman (2002) weitestgehend gestillt sind. Das bedeutet, dass Patienten beispielsweise prüfen sollten, ob sie sich gerade nach Austausch, Kontakt, Spaß, Unterhaltung, Aufmerksamkeit, Interesse und Anteilnahme sehnen. Wenn dies der Fall ist, sollten sie versuchen, diese Wünsche zu erfüllen. Darüber hinaus sollten sie sich selbst unterstützen, wenn sie einsam sind, und zwar indem sie Aktivitäten ausführen, die die Einsamkeit reduzieren könnten. Das Bedürfnis nach Bindung kann auch im Rahmen der sogenannten „Umarm-Übung“ befriedigt werden (Neff, 2011).

Übung: Umarm-Übung (vgl. Neff, 2011)

Körperliche Berührungen führen zur Ausschüttung von Oxytocin, was wiederum mit der Aktivierung von Gefühlen von Sicherheit, Ruhe und Zufriedenheit sowie der Reduktion von Stresshormonen assoziiert ist. Deshalb können sich Patienten in stressigen Zeiten, wenn sie unter negativen Gefühlen leiden, beispielsweise selbst umarmen. Es kann durchaus passieren, dass sie sich dabei anfangs etwas albern vorkommen. Die Berührungen können jedoch aufgrund der damit verbundenen körperlichen Prozesse tatsächlich dazu führen, dass sie sich besser fühlen. Wenn andere Menschen in der Nähe sind, können sich die Patienten anstelle der Berührungen in der Realität auch einfach nur *vorstellen*, dass sie sich umarmen.

Darüber hinaus sollten Patienten, wenn es ihnen nicht gut geht, darauf achten, dass ihre Bedürfnisse nach Selbstwert und Kontrolle als auch nach Lust befriedigt werden. Das bedeutet, dass sie versuchen sollten, auf ein für sie individuell passendes Gleichgewicht zwischen Pflichten und angenehmen Aktivitäten zu achten, aber auch zu akzeptieren, dass dies nicht immer gelingt. Das Erfüllen von Pflichten trägt zur Befriedigung von Bedürfnissen nach materieller Sicherheit, aber auch nach Selbstwirksamkeit, Selbstwertgefühl und Kontrolle bei. Die Ausführung von angenehmen Aktivitäten orientiert sich hingegen am Lustprinzip und führt dementsprechend zu positiven Gefühlen. Sowohl Pflichten als auch angenehme Aktivitäten können dem Antriebssystem zugeordnet werden. Dies verdeutlicht, dass nicht nur ein überaktives Antriebssystem problematisch sein kann, sondern auch ein einseitig auf Leistung/Kontrolle oder Lust ausgerichtetes Antriebssystem. Angenehme Aktivitäten sollten individuell als angenehm betrachtet werden und nicht aufgrund innerer oder äußerer (gesellschaftlicher) Erwartungen heraus ausgeführt werden (Germer, 2013). Patienten können zu diesem Zweck gefragt werden, was ihnen wirklich Freude macht und woran sie so richtig Spaß haben. Diese stimmungsaufhellenden Tätigkeiten können sie dann in ihren Alltag integrieren und vor allem dann ausführen, wenn es ihnen nicht gut geht. Bei der Befriedigung der eigenen Bedürfnisse kann darauf geachtet werden, wie dies geschieht. Manche Menschen gehen zwar auf ihre Bedürfnisse ein, jedoch nur oberflächlich, beispielsweise indem sie fürsorgliches Verhalten „einfach nur" abhaken, z. B. indem sie im Stehen essen oder aber ihre Zähne grob putzen. Sie kümmern sich dabei zwar darum, dass sie etwas zum Essen bekommen und ihre Zähne sauber sind, jedoch eher aus einem Pflichtgefühl heraus als aus dem Wunsch heraus, dass es ihnen gut geht.

Neben der Orientierung an den körperlichen und psychischen Grundbedürfnissen kann es sinnvoll sein, mit Patienten zu erarbeiten, welche Werte und Ziele sie im Leben haben und inwieweit sie ihr Leben an ihren Werten und Zielen orientieren. Dies ist vor dem Hintergrund wichtig, dass Leid oft dann vorliegt, wenn Menschen nicht mit ihren Werten und Zielen im Einklang leben (van den Brink & Koster, 2013). Somit kann es mitfühlend sein, wenn Patienten lernen, sich in Situationen des Leids auf ihre Werte im Leben zu besinnen und versuchen, verstärkt werteorientiert zu leben. Auch in der Akzeptanz- und Commitment-Therapie wird die Hinwendung zu dem, was man wirklich als wertvoll betrachtet, als wichtige Voraussetzung für psychische Flexibilität und Gesundheit betrachtet (Hayes et al., 2004). Folglich kann es hilfreich sein, wenn wir unsere Patienten in der Therapie fragen, was sie im Leben wollen und was ihr Herzenswunsch ist (Germer, 2013). Van den Brink und Koster (2013) schlagen vor, dass Patienten zu diesem Zweck folgende Fragen für sich beantworten sollen:

1. Was ist mir wichtig im Leben?
2. Was möchte ich mal erreicht haben?
3. Worauf möchte ich später, wenn ich alt bin, zurückblicken?
4. Wofür soll mein Leben stehen?
5. Was soll einmal auf meinem Grabstein stehen?

Anschließend werden sie dazu aufgefordert, zu prüfen, ob ihre Lebensgestaltung ihren Werten und Lebenszielen entspricht (Germer, 2013). Wenn ja, empfiehlt es sich, wenn sie mit Beständigkeit, jedoch ohne Verbissenheit und übermäßige Verkrampfung, weiter verfolgt werden. Wenn nein, können sie überlegen, ob sie bestimmte Aktivitäten nicht besser aufgeben und andere wiederum aufnehmen. Gleichzeitig können Patienten eine mögliche Diskrepanz zwischen einem Ist-Zustand und einem erwünschten Soll-Zustand auch achtsam wahrnehmen, sich bewusst machen, dass es allen Menschen ab und an so geht, dass sie Ziele nicht erreichen, und mit Mitgefühl hierauf reagieren.

Es ist tatsächlich nicht immer leicht, seinen eigenen Werten und den damit verbundenen Zielen treu zu bleiben und letztere dann auch zu erreichen, insbesondere für Patienten mit psychischen Erkrankungen. Denn häufig stellen sich ihnen beim Verfolgen ihrer Ziele Hindernisse in den Weg. Beispielsweise können Ängste aus dem Bedrohungs-Schutz-System oder aber Verlangen aus dem Antriebssystem auftauchen und sie von ihrem eigentlich geplanten Weg abbringen. Oder aber die eigenen Bedürfnisse, Werte und Ziele stehen im Widerspruch mit denen anderer, werden von ihnen missachtet oder Grenzen werden sogar gänzlich überschritten, sodass die eigenen Bedürfnisse in Gefahr geraten. Damit sich Patienten trotz Hindernissen an ihren Zielen orientieren, kann es von großem Nutzen sein, wenn sie wissen, welche individuellen Schwierigkeiten beim Verfolgen ihrer Ziele auftreten könnten und wie sie sich mittels Mitgefühl helfen können, diese Schwierigkeiten zu überwinden. Das kann bedeuten, kurzfristig „streng" mit sich und anderen umzugehen und sich mit negativen Gefühlen zu konfrontieren, um sich langfristig zu helfen. Eine Konfrontation mit den eigenen Ängsten ist für einen Angstpatienten beispielsweise kurzfristig äußerst beunruhigend, langfristig profitiert er jedoch davon. Ein Patient mit Adipositas empfindet den kurzfristigen Verzicht auf die Packung Chips als äußerst unbefriedigend, wobei er mittelfristig stolz darauf sein wird. Das Setzen von Grenzen anderen gegenüber kann kurzfristig zu Konflikten führen, langfristig trägt es jedoch zur Wahrung der eigenen Bedürfnisse bei. In diesen Fällen kann es also durchaus mitfühlend sein, wenn Patienten „streng" mit sich und anderen umgehen, sich selbst davon abhalten, zu viel zu essen, sich dazu motivieren, sich mit ihren Ängsten zu konfrontieren und andere davon abzuhalten, eigene Grenzen zu überschreiten.

Es kann jedoch sehr schwierig sein, nicht auf starkes Verlangen zu reagieren sowie nein zu anderen zu sagen und es fordert viel Mut, sich mit starken Ängsten zu konfrontieren. Mitgefühl bedeutet deshalb zum einen, Bedrohungserleben, Verlangen sowie negative Gefühle aufgrund von Bedürfnismissachtungen wahrzunehmen, anzuerkennen, mit Verständnis und Wärme hierauf zu reagieren, zum anderen jedoch auch sich beim Verzicht, beim Setzen von Grenzen sowie bei der Konfrontation mit Ängsten zu unterstützen und sich Glauben sowie Mut zuzusprechen, die eigenen Ziele zu erreichen („Inner Cheerleading"; Berking & Whitley, 2014). Ziel ist es nicht, dass Verlangen und negative Gefühle eliminiert werden, sondern dass mitfühlend mit ihnen umgegangen wird. Auf diesem Weg entstehen Gefühle von Stärke, Sicherheit und Kompetenz, die es ermöglichen, auf die Ausführung von Bedrohungsschutzreaktionen oder langfristig dysfunktionalem antriebsgesteuerten Verhalten zu verzichten und anstelle dessen langfristig hilfreiches und an den eigenen Zielen orientiertes Verhalten zu zeigen (Germer, 2013). Werteorientiert zu leben ist also mitfühlend und gleichzeitig hilft uns Mitgefühl, ein authentisches, an den eigenen Werten orientiertes Leben zu leben (Neff, 2003a) und auf destruktives Verhalten zu verzichten. Eine mögliche

Übung zum mitfühlenden Umgang mit Verlangen wird im Folgenden spezifisch dargestellt.

Übung: Mitfühlend mit Verlangen umgehen (in Anlehnung an Brach, 2003; van den Brink & Koster, 2013)

1. Der Patient soll als Erstes auflisten, in welchen Bereichen seines Lebens er von Verlangen beherrscht ist. Beispiele sind Essen, Rauchen, Kaffee trinken, Alkohol, Drogen, Sex, Spiele, Kaufen, Selbstwert.
2. Dann validiert der Therapeut den Patienten mit seinem Verlangen, indem er ihm vergegenwärtigt, dass es in der Natur des Menschen liegt, manchmal von Verlangen getrieben zu sein. Außerdem erklärt er ihm, dass manche Bedürfnisse besonders stark sind, weil sie das Resultat früherer Vernachlässigung oder sogar Missachtung sind. D. h. es ist nicht ihre Schuld, wenn sie in manchen Situationen besonders bedürftig sind.
3. Als nächstes wird der Patient dazu aufgefordert, bewusst innezuhalten und das Verlangen, wenn es auftaucht, in Gefühlen, Gedanken und im Körper zu beobachten.
4. Im Anschluss soll er versuchen, sich Akzeptanz für das Verlangen entgegenzubringen, genauso aber auch Wärme und Mitgefühl für negative Gefühle, die möglicherweise entstanden sind, weil manche Bedürfnisse früher nicht befriedigt wurden.
5. Dann soll sich der Patient die Frage stellen, was ihm wirklich fehlt, was er wirklich braucht und was gerade wirklich wichtig für ihn ist. Wenn ein anderes Bedürfnis als das Verlangen auftaucht (z. B. nach Sicherheit oder Freude), dann kann er sich dies im Rahmen einer Mitgefühlsimagination geben, z. B. durch den „perfekten Versorger".
6. Der Patient kann sich nach der Aktivierung einer achtsamen, akzeptierenden und mitfühlenden Haltung bewusst für oder gegen die Verfolgung des Verlangens entscheiden. So ist er wirklich frei zu tun und zu lassen, was er will.

Die Übung „Der Weisheit der Wut lauschen" ermöglicht Patienten einen mitfühlenden Umgang mit Wut und Grenzverletzungen. Ärger kann dabei helfen, verletzenden Interaktionspartnern Grenzen zu setzen, sich langfristig von ihnen zu distanzieren oder sogar gänzlich zu lösen. Demzufolge ist Ärger durchaus ein berechtigtes und hilfreiches Gefühl, wenn wiederholt Erwartungen an den Betroffenen herangetragen werden, die er nicht erfüllen möchte bzw. wenn eine wiederholte Missachtung der Bedürfnisse des Patienten und wiederholte Grenzverletzungen vorliegen (Gilbert, 2013a). Ärger ist dann besonders hilfreich, wenn die betroffene Person dazu neigt, Grenzverletzungen zuzulassen, um sich die Liebe und Ankerkennung anderer sowie Zugehörigkeit und Schutz zu bewahren. Er kann dem Betroffenen helfen, die eigenen Wünsche zu kommunizieren und Grenzen zu setzen. In diesem Zusammenhang ist jedoch wichtig, dem Patienten einen adäquaten Umgang mit Ärger beizubringen, der nicht in aggressivem, impulsivem Verhalten anderen gegenüber mündet.

Übung: Der Weisheit der Wut lauschen (aus Brähler, 2015, S. 107 ff.)

„Alle Gefühle, denen wir widerstreben, dauern an oder verschlimmern sich sogar. Wie wäre es, stattdessen die Wut im Körper zu spüren? Die Wut zuzulassen, ohne sie auszuleben?

- Denken Sie an eine Situation, in der Sie das Gefühl hatten, von jemandem verletzt zu werden – vielleicht indem die Person absichtlich oder unabsichtlich Ihre Bedürfnisse übergangen oder Ihre Grenzen überschritten hat. Diese Situation sollte nicht traumatisch gewesen sein, aber ein geringes bis mittelmäßiges Unbehagen in Ihnen auslösen, wenn Sie jetzt an sie zurückdenken.
- Stellen Sie sich die Situation noch einmal genau vor: Was ist passiert? Was wurde gesagt?

Die Wut spüren

- Spüren Sie nun Ihren ganzen Körper. Wie fühlt sich Ihr Körper jetzt an? Es kann helfen, die Empfindungen von Kopf bis Fuß zu scannen. Spüren Sie vielleicht Anspannung im Unterkiefer, im Nacken, in Armen und Händen? Ist Ihnen warm oder eher kalt? Wie fühlt sich der Brustraum an? Weit oder eng? Wie schnell schlägt Ihr Herz?
- Erspüren Sie neugierig die Empfindungen, so als ob Sie sich mit ihnen vertraut machen, sie kennenlernen wollten. ‚Aha, schau, mein unterer Rücken/Nacken spannt sich an, wenn ich an die Verletzung denke!‘ Versuchen Sie, diese möglicherweise unangenehmen Empfindungen für diesen Moment so sein zu lassen, wie sie gerade sind, also sie nicht verändern zu wollen.

Die Wut liebevoll anerkennen

- Erkennen Sie Ihre Gefühle freundlich an, als ob ein guter Freund Sie mit diesem Schmerz sehen würde: ‚Meine Liebe/mein Lieber, ich sehe deine Wut. Es ist verständlich, dass du wütend (benennen Sie Ihre persönlichen Gefühle, die in Bezug auf die Situation auftauchten) bist, da du dich angegriffen, übergangen, nicht respektiert fühlst. Du darfst wütend (oder andere persönliche Gefühle) sein. Es tut mir leid, dass du so verletzt wurdest …‘
- Vielleicht zeigen sich jetzt weichere Gefühle wie Traurigkeit oder Einsamkeit. Umsorgen Sie sich liebevoll, so wie Sie es brauchen und so lange, bis Sie sich getröstet und verstanden fühlen.

Wenn es für Sie möglich war, die Wut zu spüren und anzuerkennen, dann lade ich Sie ein, Ihre Grenzen zu erforschen. Sie können die folgenden Fragen bei geschlossenen Augen in Ihrem Inneren bewegen, Antworten lauschen und diese wenn Sie möchten notieren.

Innere und äußere Grenzen setzen

- Was will Ihre Wut Ihnen in dieser Situation sagen? Gibt es etwas, was Sie von der Wut lernen könnten?

- Wie kam es Ihrer Meinung nach dazu, dass Ihre Grenzen überschritten wurden? Was haben Sie dazu beigetragen? Was hat die andere Person dazu beigetragen?
- Was und wo sind Ihre Grenzen in dieser Situation?
- Wie können Sie sich gegen diese Grenzüberschreitungen jetzt und in Zukunft schützen?
- Gibt es etwas, was Sie davon abhält, sich zu schützen? Vielleicht die Angst, abgelehnt zu werden oder in den Augen anderen Menschen als ‚böse', ‚egoistisch' oder ‚hysterisch' zu gelten?
- Wenn Sie sich einen mutigen und wohlwollenden Beschützer an Ihrer Seite vorstellen, der Sie bedingungslos liebt, wo würde dieser in dieser Situation die Grenze setzen und wie würde er sie stellvertretend für sie aufrechterhalten? [...]
- Wenn Sie hilfreiche Grenzen erkannt haben, dann können Sie zur Unterstützung wiederholen: ‚Ich beschließe, mich und meine Grenzen von nun an zu achten.'"

Es sollte an einer Reduktion von Ärger gearbeitet werden, wenn er zu intensiv ist, zu impulsiv ausgelebt wird, zu lange andauert oder sich auf die „falschen Personen" bezieht, z. B. wenn der Patient Ärger gegenüber zentralen Bezugspersonen aus der Kindheit auf Beziehungspartner im Erwachsenenalter bezieht. Es sollte auch an einer Reduktion von Ärger gearbeitet werden, wenn er ein Resultat davon ist, dass der Patient Erwartungen an andere heranträgt, die diese nicht erfüllen können. In solchen Situationen empfiehlt es sich, dass der Patient versucht, zu lernen, die Verletzung hinter dem Ärger zu erkennen und sich die dahinterliegenden Wünsche, z. B. nach Liebe oder Wertschätzung, selbst zu erfüllen (Brähler, 2015).

6.7 Steigerung von Mitfreude

Einige Autoren empfehlen neben der Förderung von Mitgefühl zur Emotionsregulation auch die Förderung von Mitfreude (van den Brink & Koster, 2013; Neff, 2011). Dies ist vermutlich vor allem darauf zurückzuführen, dass in der buddhistischen Tradition Mitgefühl meistens zusammen mit Mitfreude praktiziert wird (Hangartner, 2013). Mitfreude bietet sich als zusätzliche Intervention bei Patienten mit psychischen Erkrankungen an, wenn Patienten unter einem unteraktiven Antriebssystem leiden und es wichtig erscheint, dass sie sich verstärkt auf das Positive des Lebens fokussieren, um hierüber positive Gefühle zu erzeugen bzw. zu stärken. Mitfreude beinhaltet das Wahrnehmen, Wertschätzen, Würdigen und Genießen der positiven Seiten des Lebens, unserer selbst sowie anderer. Es bedeutet auch, dankbar für das zu sein, was man hat. Der Begriff Mitfreude stammt daher, dass man sich beim Praktizieren von Mitfreude mit sich selbst oder anderen aufgrund der schönen Dinge des Lebens freut. Mitfreude macht bewusst, dass das Leben aus positiven und negativen Anteilen besteht. Es lässt auch erkennen, dass alle Menschen Stärken und Schwächen haben (Neff, 2011). Somit fördert Mitfreude die Wahrnehmung und Akzeptanz des Lebens und der Menschen in ihrer vollen Authentizität. Darüber hinaus kann Mitfreude helfen, mit Leid besser umzugehen. Tatsächlich zeigen Studien, dass das Genießen der positiven Seiten des Lebens positiv mit Optimismus, Extraversion, Lebenszufriedenheit und Glückserleben und negativ mit Neurotizismus, Depressivität, Schuldgefühlen und Hoffnungslosigkeit zusammenhängt (Bryant, 2003). Einschränkend sollte hier darauf hingewiesen werden, dass querschnittliche Studien keine Aussagen über Kausalzusammenhänge zulassen. In einer experimentellen Untersuchung konnte jedoch auch gezeigt werden, dass Dankbarkeit für die schönen Aspekte des Lebens im Vergleich zu einer übermäßigen Fokussierung auf neutrale oder schwierige Lebensereignisse zu mehr psychischem Wohlbefinden führt (Emmons & McCullough, 2003). Depressive Patienten scheinen Mitfreude erst lernen zu müssen. Zumindest konnte in einer weiteren experimentellen Studie gezeigt werden, dass Patienten mit Major Depression nicht wie gesunde Kontrollprobanden von einer Intervention zur Steigerung induzierter positiver Stimmung profitieren konnten (Kirchner, Diedrich, Kowalsky, Hofmann & Berking, 2016). Dieser Befund ist vermutlich darauf zurückzuführen, dass sich depressive Patienten möglicherweise demoralisiert fühlen, wenn sie merken, dass sie sich nicht mehr so wie früher über eigentlich positive Erlebnisse freuen können und deutet auf die Notwendigkeit eines Mitfreude-Trainings hin, sodass die Betroffenen die Mitfreude positiv für sich nutzen können.

Mitfreude-Übungen fokussieren darauf, positive Erfahrungen und Selbstanteile wahrzunehmen, zu würdigen, dankbar dafür zu sein und sie voll auszukosten (Germer, 2013; Neff, 2011). Eine bekannte Übung zum Praktikzieren von Mitfreude ist das Positiv- bzw. Dankbarkeitstagebuch (Reddemann & Dehner-Rau, 2008; Stangier, Clark & Ehlers, 2006). In solch einem Tagebuch werden alle Geschenke, Komplimente, Überraschungen, Freundlichkeiten, Erfolge und guten Momente eines jeden Tages notiert. Eine weitere Übung zur Stärkung von Mitfreude ist das Genusstraining, bei dem Patienten angeleitet werden, die positiven Seiten eines Gegenstands oder einer Umgebung mit allen fünf Sinnen wahrzunehmen (Berking, 2010; Germer, 2013; Lutz, 2002). Beispielsweise kann ein solches Genusstraining beim Essen der eigenen Lieblingsspeise durchgeführt werden oder aber bei einem Spaziergang (van den Brink & Koster, 2013). Die Übung besteht dann darin, zu erkennen und wahrzunehmen, was man als angenehm empfindet, z. B. den Anblick einer schönen Blume, das Zwitschern eines Vogels oder die Sonne auf der Haut. Emotionale und körperliche Empfindungen sowie angenehme Gedanken sollen achtsam wahrgenommen werden. Schließlich bieten sich die sogenannte „Mitfreude-Übung“ (Berking, 2010) sowie die Übung „Dankbarkeit für das, was ist“ (van den Brink & Koster, 2013) zur Stärkung von Mitfreude an, welche im Folgenden vorgestellt werden.

Übung: Mitfreude-Übung (aus Berking, 2010, S. 108 ff.)

Die Patienten werden dazu aufgefordert, folgender Anleitung zur Imagination einer freudvollen Situation sowie ihrer Konsequenzen zu folgen:

„Nehmen Sie eine bequeme Sitzhaltung ein, schließen Sie die Augen, kommen Sie kurz zu sich [...] Beginnen Sie damit, sich selbst in einer Situation des vergangenen Tages oder der letzten Woche vorzustellen, die für Sie angenehm war ... Suchen Sie zunächst nach einer solchen Situation ... *(10 Sek. Pause)* Dabei muss es sich nicht unbedingt um ein großes euphorisches Erlebnis handeln, Sie können sich ruhig auch ein kleines positives Gefühl bewusst machen .... Wenn Sie ein angenehmes Erlebnis gefunden haben, versuchen Sie sich wie von außen, aus der Perspektive eines anteilnehmenden, freundlichen Betrachters zu sehen ... Versuchen Sie zu erkennen, wie sich diese positiven Gefühle in Ihrer Körperhaltung und in Ihrem Gesichtsausdruck niederschlagen ... Dann versuchen Sie, in sich das warme und kraftvolle Gefühl der teilnehmenden Freude aufsteigen zu lassen ... Versuchen Sie, Anteil zu nehmen an den positiven Gefühlen, die Sie in dieser Situation hatten und versuchen Sie, diese auch jetzt zumindest zum Teil wieder zu spüren ... Gönnen Sie sich die positiven Gefühle, die dabei entstehen können ... Registrieren Sie achtsam auch die kleinste Verbesserung Ihrer Stimmung und wertschätzen Sie diese ... Machen Sie sich klar, dass diese positiven Gefühle eine wichtige Kraftquelle sind ... Dass diese positiven Gefühle notwendig sind, um unsere Energien wieder aufzuladen ... Schließen Sie diese Übung dann damit ab, dass Sie sich selbst wünschen, dass diese positiven Gefühle Ihnen die Kraft geben, mit der Sie die Herausforderungen des Lebens bewältigen können ... *(10 Sek. Pause)* Zum Abschluss überlegen Sie noch einmal, mit welchen Stärken und Kompetenzen Sie dazu beigetragen haben, dass diese Situation entsteht ... *(10 Sek. Pause)* Dann können Sie jetzt allmählich beginnen, sich von sich selbst zu verabschieden ... Vielleicht gibt es noch etwas, dass Sie sich zum Abschied sagen wollen ... und dann kommen Sie ganz in Ihrem Tempo aus der Übung wieder zurück, ... recken und strecken sich, ... machen die Augen wieder auf ... und geben sich noch etwas Zeit, die Übung wirken zu lassen ...“

Übung: Dankbarkeit für das, was ist (vgl. van den Brink & Koster, 2013)

Der Patient wird darum gebeten, drei Aspekte seines Lebens sowie drei persönliche Stärken zu nennen, für die er dankbar ist. Es kann sich bei den Aspekten des Lebens z. B. um spezifische Erlebnisse, um Personen oder auch um Haustiere handeln. Dann soll der Patient versuchen, die Dankbarkeit für diese Lebensaspekte sowie die Stärken zu spüren, und sich auf die damit verbundenen positiven Gefühle fokussieren.

6.8 Rückfallprophylaxe beim Einsatz mitgefühlsfokussierter Interventionen

In einer Therapie, die mitgefühlsorientierte Interventionen enthält, sollte zur Rückfallprophylaxe ein Frühwarnplan aus einem mitgefühlsorientierten Modus heraus gestaltet werden (van den Brink & Koster, 2013). Generell werden in einem Frühwarnplan potenzielle Rückfallsituationen (z. B. soziale Isolation), Frühwarnsignale (z. B. Schlafstörungen) und Maßnahmen, die sich bei der Bewältigung der Problematik in der Vergangenheit als hilfreich erwiesen haben (z. B. Hilfe suchen oder Aktivitäten aufbauen), schriftlich festgehalten. Nach Erstellung eines „klassischen“ Frühwarnplans können Patienten dazu aufgefordert werden, diesen aus der Perspektive eines liebevollen Gefährten zu betrachten. Aus der Perspektive des liebevollen Gefährten können Patienten dann überlegen, welche Maßnahmen ihnen in potenziellen Rückfallsituationen noch helfen könnten. Darüber hinaus können sie Übungen hinzufügen, die sich während der Therapie zur Steigerung von Mitgefühl sich selbst und anderen gegenüber als hilfreich erwiesen haben.

6.9 Schwierigkeiten beim Einsatz mitgefühlsfokussierter Interventionen

Schwierigkeiten, die bei der Anwendung von Interventionen zur Förderung von Mitgefühl und Mitfreude auftauchen können, sind divers. Sie können sowohl bei den ersten Versuchen der Patienten, Mitgefühl und Mitfreude zu aktivieren, als auch beim regelmäßigen Einsatz der Übungen zu Tage treten. Potenzielle Schwierigkeiten und deren Ursachen sollten zunächst identifiziert werden. Danach sollten Lösungsmöglichkeiten abgeleitet werden. Im folgenden Kapitel werden klassische Schwierigkeiten beschrieben und mögliche Wege, hiermit umzugehen, erläutert.

6.9.1 Schwierigkeiten bei der Aktivierung von Mitgefühl und Mitfreude

6.9.1.1 Negative Gefühle bei der Aktivierung von Mitgefühl und Mitfreude

Negative Gefühle bei Mitgefühl. Beim Empfangen von Mitgefühl werden manchmal negative Gefühle, wie Ängste, Traurigkeit, Scham und Schuld sowie Ärger aktiviert (Germer, 2013; Gilbert, 2013b). Patienten, die mit Ängsten auf Mitgefühl reagieren, haben häufig Angst vor positiven Emotionen und im Besonderen vor mit Zuneigung und Bindung assoziierten positiven Gefühlen. Wenn sie die Erfahrung gemacht haben, dass das Erleben von positiven Gefühlen (z. B. Mitgefühl) häufig mit einer anschließenden Enttäuschung (z. B. Zurückweisung), Bestrafung (z. B. Kritik) oder einem Vertrauensbruch (z. B. Misshandlung) einhergegangen ist, dann entwickeln sie möglicherweise Ängste vor Nähe und vor damit verbundenen positiven Gefühlen (van den Brink & Koster, 2013; Gilbert, 2013b). Mitgefühl von anderen (z. B. vom Therapeuten) aber auch durch sich selbst, aktiviert bei ihnen dann gegebenenfalls emotionale Erinnerungen an Missbrauch, Vernachlässigung, Gleichgültigkeit anderer und/oder Abwertungen, was wiederum Ängste, aber auch Ärger, Traurigkeit und/oder Misstrauen auslösen kann. Um nicht erneut zurückgewiesen, verletzt oder missbraucht zu werden und um sich nicht wieder der eigenen Einsamkeit bewusst werden zu müssen, bleiben die Betroffenen häufig im Bedrohungs-Schutz-Modus, aktivieren Verteidigungsmechanismen und wehren Mitgefühl ab (vgl. Abb. 11).

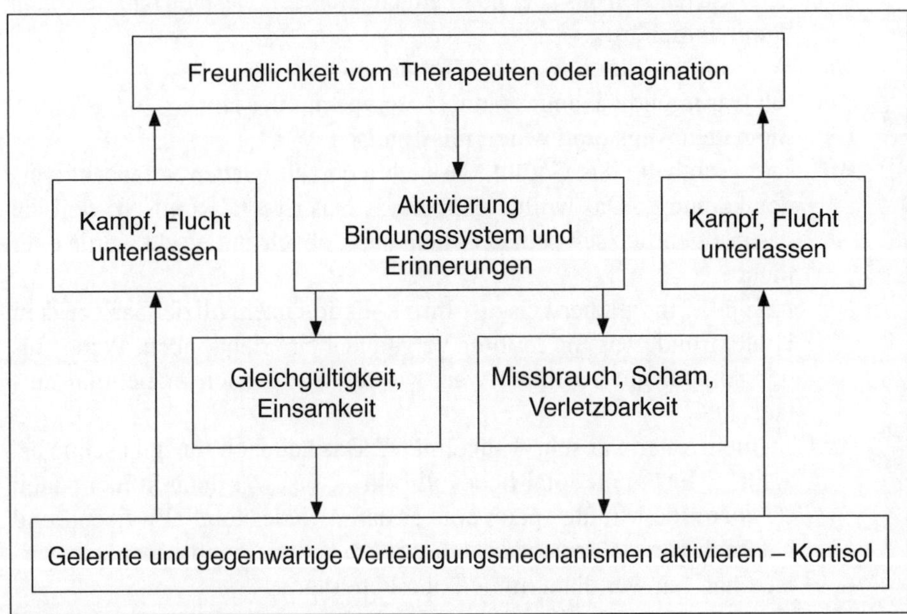

Abbildung 11: Wie Güte und Mitgefühl mit Bedrohung und Vermeidung zusammenhängen können (vgl. Gilbert, 2013b)

Ein erster Beleg für diese Zusammenhänge stammt aus einer Studie, in der gezeigt werden konnte, dass stark selbstkritische Menschen (im Vergleich zu wenig selbstkritischen) mit Bedrohungserleben und Anspannung auf mitfühlende Bilder reagierten, was sich in einer Reduktion der Herzratenvariabilität äußerte (Rockliff et al., 2008). Daraus lässt sich schließen, dass sich übermäßig selbstkritische Patienten erst langsam an Nähe und Mitgefühl gewöhnen und assoziierte Ängste durch Desensibilisierung abbauen müssen, um positive Gefühle schließlich auch genießen zu können (Gilbert, 2013b). Deshalb empfiehlt es sich, mit diesen Patienten zu trainieren, der eigenen Anspannung während der Mitgefühlspraxis mit Akzeptanz und Mitgefühl zu begegnen und Kampf- sowie Fluchttendenzen zu unterlassen. Wenn Ängste zu stark werden, kann die Aufmerksamkeit jedoch auch jederzeit auf neutrale Stimuli gerichtet werden, beispielsweise auf den eigenen Atem oder aber auf einen persönlichen Anker. Gleichzeitig erfordert die Praxis von Mitgefühl vom Patienten, vertrauensvoller zu werden. Zudem sollte er vermehrt versuchen, kleinere Zurückweisungen besser auszuhalten und bei größeren Zurückweisungen Grenzen zu setzen.

Beispiel:

Pat.: Letzte Woche habe ich mehrere Male versucht, mir selbst aus der Perspektive des „perfekten Versorgers" Mitgefühl entgegenzubringen. Irgendwie hat sich das aber nicht gut angefühlt … Deshalb hab' ich dann damit aufgehört.

Th.: Was war das für ein Gefühl? Können Sie das näher beschreiben?

Pat.: Ich war irgendwie angespannt … so wie auf der Hut …

Th.: Sie hatten Angst und waren misstrauisch.

Pat.: Ja … Ich hatte das Gefühl, dass ich jederzeit wieder enttäuscht werden könnte … Das wollte ich nicht … Das ist total komisch, weil ich das ja eigentlich selbst in der Hand hab', ob ich enttäuscht werde oder nicht …

Th.: Nun ja … möglicherweise ist Ihre Reaktion nachvollziehbar vor dem Hintergrund, was Sie in ihrer Vergangenheit erlebt haben. Wenn früher jemand gut zu Ihnen war, wurden Sie danach manchmal enttäuscht?

Pat.: Ja, mein Vater war sehr wankelmütig. Das hatte ich Ihnen ja schon erzählt … Er konnte total liebevoll sein … das war dann immer schön … aber eine Minute später war er dann wieder total abweisend und hat mich von sich gestoßen. Ich weiß noch, wie mich das immer verletzt hat. Ich war dann immer ziemlich traurig.

Th.: Kann es sein, dass Sie jetzt so viel Angst vor Mitgefühl haben, weil es bei Ihnen mit der Gefahr verbunden ist, wieder enttäuscht zu werden?

Pat.: Ja, das ist gut möglich … Deshalb lasse ich mich ja auch nie auf Beziehungen ein. Ich hab' einfach Angst, enttäuscht zu werden, wenn ich Liebe zulasse …

Th.: … aber gleichzeitig sehnen Sie sich nach einer Partnerschaft und danach, geliebt zu werden …

Pat.: … ja, es ist verzwickt … Ich hab' einfach Angst davor …

Th.: Fällt Ihnen irgendwas ein, wie Sie Ihre Ängste Schritt für Schritt abbauen könnten?

Pat.: … hm, ich weiß auch nicht …

Th.: Wie gehen Sie denn normalerweise mit Ihren Ängsten um? Oder was sagen Sie Ihrer Tochter, wenn Sie Angst vor etwas hat?

Pat.: Ich versuche, ihr Mut zu machen und sage ihr, dass sie das schon schafft … Es ist zwar schwierig, aber Ängste werden kleiner, wenn man sich ihnen stellt …

Th.: Ja genau, das sind tolle Ideen! So ist es auch mit Ihrer Angst vor Mitgefühl. Wenn Sie sich ihr stellen, wird sie mit der Zeit immer kleiner werden. Das wäre also ein erster Schritt. Gleichzeitig könnten wir uns aber auch überlegen, was Sie tun könnten, wenn Sie sich in Beziehungen öffnen und dann doch verletzt werden. Es ist ja leider tatsächlich so, dass wir enttäuscht werden können, auch wenn das Risiko vielleicht nicht ganz so hoch ist, wie Sie es aufgrund Ihrer Erfahrungen einschätzen.

Pat.: … ja … das wäre gut, so als Art Rettungsanker für den Notfall …

Th.: Genau … Was könnten Sie denn tun, wenn Sie sich jemandem gegenüber öffnen und dann doch immer wieder enttäuscht werden?

Pat.: Ich könnte es ansprechen und im schlimmsten Fall könnte ich die Beziehung beenden. Aber das Problem ist, dass es für mich wirklich total schlimm ist, wenn ich enttäuscht werde. Ich halte das kaum aus.

Th.: Ja, das kann ich mir vorstellen … Was würde Ihnen in solch einer Situation möglicherweise dennoch helfen, dass es Ihnen zumindest ein bisschen besser geht?

Pat.: Ich weiß nicht … Ich fühl‘ mich dann so alleine … Es müsste jemand da sein, der immer für mich da ist, wenn es mir schlecht geht, und bei dem ich wüsste, dass er mich nicht zurückweist … Aber da gibt es momentan niemanden …

Th.: Wie wäre es mit Ihnen selbst? Sie selbst sind doch immer da, oder? Und Sie könnten sich immer Mitgefühl entgegenbringen, wenn Sie es brauchen …

Manche Patienten reagieren auf Mitgefühl auch mit starker Trauer, da ihnen bewusst wird, dass sie ein großes Bedürfnis nach Nähe und Verbundenheit haben, welches in ihrer Kindheit nicht oder nur unzureichend befriedigt wurde (Gilbert, 2013b). Sie trauern darüber, dass sie etwas Wesentliches, wonach sie sich sehr gesehnt haben, weder von sich selbst noch von anderen bekommen haben. Auch kann es sein, dass sie mit Rührung reagieren, wenn ihnen im Rahmen von mitgefühlsorientierten Übungen Mitgefühl entgegengebracht wird und damit ein lange unbefriedigter Wunsch Erfüllung findet und ihre Einsamkeit beendet wird (Gilbert, 2013b; van den Brink & Koster, 2013). Außerdem werden durch Mitgefühl manchmal selbstbezogene Aussagen aktiviert, die mit Erinnerungen an die Vergangenheit nicht vereinbar sind und dadurch Gefühle von Trauer aktivieren (Germer, 2013). Zum Beispiel kann es sein, dass einem Patienten in der Vergangenheit immer vermittelt wurde, dass er nicht wichtig sei. Wenn er dann plötzlich Mitgefühl entgegengebracht bekommt und ihm damit vermittelt wird, dass seine Wünsche doch eine Bedeutung haben, kann das Wellen von Schmerz und Trauer auslösen. Germer (2013) spricht von *Backdraft* (dt. Flammendurchschlag), wenn durch Mitgefühl explosionsartig negative Gefühle ausgelöst werden (Germer, 2013), denn ein Feuer, dem der Sauerstoff ausgeht, lodert genauso wie die Traurigkeit explosionsartig auf, wenn durch das Öffnen einer Tür frische Luft hereinströmt. *Backdraft* ist nicht besorgniserregend, sondern es handelt sich dabei um heilende Verarbeitungsprozesse (van den Brink & Koster, 2013). Deshalb ist es sinnvoll, wenn die Gefühle zugelassen und akzeptiert werden (Gilbert, 2013b; van den Brink & Koster, 2013). Darüber hinaus kann der Patient insbesondere in solch einer Situation von Mitgefühl sich selbst gegenüber profitieren (Germer, 2013). Manchmal kommen durch das mitfühlende Zulassen und Akzeptieren von Traurigkeit auch weitere Gefühle zum Vorschein, die unter der Trauer verborgen sind. Wenn die negativen Gefühle zu stark werden oder wenn sich der Patient sogar abgestumpft fühlt oder dissoziiert, sollten keine mitfühlenden Vorstellungsübungen und anstelle dessen mitfühlende Verhaltensweisen (z. B. mit Freunden essen gehen) ausgeführt werden. Alternativ kann sich der Patient auch achtsam neutralen Stimuli zuwenden, um somit mehr Distanz zu den Gefühlen zu gewinnen.

Neben Ängsten und Traurigkeit löst Mitgefühl insbesondere bei schwer Traumatisierten mit Missbrauchserfahrungen häufig Gefühle der Scham und Schuld aus. Diese Patienten hassen sich selbst manchmal so sehr, dass sie glauben, Mitgefühl, Liebe und Aufmerksamkeit nicht zu verdienen. Wenn jemand mitfühlend mit ihnen umgeht – egal ob sie selbst oder andere –, dann werten sie sich dafür ab und entwickeln Scham- oder Schuldgefühle (Brach, 2003). Um diesen Patienten den Zugang zu Mitgefühl zu erleichtern, können verschiedene Strategien eingesetzt werden: Als Erstes ist es sinnvoll zu erarbeiten, woher die Annahme, Mitgefühl nicht zu verdienen, stammt. Manche Menschen wurden in der Vergangenheit bestraft, wenn sie sich gut gefühlt haben, sodass sie die Annahme entwickelt haben, Mitgefühl nicht zu verdienen und positive Gefühle generell abzuwehren. Die Erkenntnis über die Ursprünge dieser Annahme kann bereits ein erster Schritt in Richtung Mitgefühlspraxis sein. Im Anschluss daran empfiehlt es sich, die Annahme, Mitgefühl nicht zu verdienen, sokratisch zu hinterfragen. Der Patient kann dabei durch systemimmanente Fragen dabei unterstützt werden, zu erkennen, dass Schwächen, Fehler, Rückschläge und Versagen normale Bestandteile des menschlichen Lebens sind, die alle Menschen miteinander teilen. Da Mitgefühl genau aufgrund dieser Tatsache aktiviert werden soll, verdienen alle Menschen Mitgefühl (Neff, 2011). Schließlich kann es helfen, wenn die Patienten vor ihrem inneren Auge ein Bild von sich selbst als Kind entstehen lassen und dem kindlichen, verletzbaren Anteil Mitgefühl entgegenbringen. Sie können hierfür auch ein Foto von sich als Kind zur Hilfe nehmen. Manchen Patienten fällt es durch das Foto leichter, sich selbst Mitgefühl entgegenzubringen, weil es sie an ihren verletzlichen Anteil erinnert (Germer, 2013). Alternativ kann im ersten Schritt auch eingeübt werden, anderen (z. B. einem Kind oder Haustier) Mitgefühl entgegenzubringen, bevor sich die Betroffenen selbst Mitgefühl entgegenbringen (Germer, 2013).

Manche Patienten reagieren auf Mitgefühl auch mit Ärger. Sie fühlen sich verspottet, da sich die kritischen Aussagen aus der Kindheit, die sie regelmäßig gehört haben, oft realer anfühlen als die mitfühlenden aus der Gegenwart. Diese Patienten können Mitgefühl nicht annehmen, weil sie damit verbundene Botschaften, wie z. B., dass sie ok sind, so wie sie sind, nicht glauben (Germer, 2013). Hilfreich kann hier sein, wenn sie sich bewusst machen, dass sie sich in einem Zustand des Leids befinden und dass sie genau aus diesem Grund gegenwärtig besonders viel Mitgefühl benötigen und auch verdienen. Vorher kann eine Achtsamkeitsübung mit Fokus auf den eigenen Körper sowie die eigenen Gedanken und Gefühle durchgeführt werden, um das eigene Leid wahrzunehmen, bevor ihm mit Mitgefühl entgegengetreten wird.

Beim Aktivieren von Mitgefühl anderen Menschen gegenüber können auch negative Gefühle ausgelöst werden. Wenn sich Patienten beispielsweise wünschen, dass eine Bezugsperson, die sie als verletzlich wahrnehmen, sicher ist, könnte entweder der Gedanke auftauchen, dass sich diese Person in einer unsicheren Situation befindet oder aber, dass sie jederzeit in eine unsichere Situation geraten könnte, was negative Gefühle wiederum eher verstärken als abschwächen könnte (van den Brink & Koster, 2013). Wenn Patienten das Gegenüber als weniger glücklich als sich selbst wahrnehmen, könnten zum Beispiel Gefühle von Überheblichkeit oder Schadenfreude auftauchen (van den Brink & Koster, 2013). Man kann Patienten in diesen Situationen dazu anleiten, zuerst das eigene Leid wahrzunehmen und sich selbst mitfühlend zu unterstützen, ehe sie anderen Personen Mitgefühl entgegenbringen. Hinter Gefühlen der Überheblichkeit verbergen sich nämlich beispielsweise häufig Unzulänglichkeitsgefühle (van den Brink & Koster, 2013). Wenn es den Patienten nach der Selbstmitgefühlspraxis immer noch nicht gelingt, dem Gegenüber Mitgefühl entgegenzubringen, empfiehlt es sich, dass sie einer Person Mitgefühl entgegenbringen, bei der es ihnen leichter fällt (van den Brink & Koster, 2013).

Das Entgegenbringen von Mitgefühl Menschen gegenüber, die in der Vergangenheit verletzend waren, kann Patienten besonders schwerfallen. Manche haben Angst davor, dass diese Menschen sich nicht ändern werden, wenn sie ihnen Mitgefühl entgegenbringen. Sie haben Angst, durch Mitgefühl schwach und ausnutzbar zu werden (Gilbert, 2013b). Dieses Argument ist insbesondere vor dem Hintergrund unseres evolutionären Erbes und der Tatsache dessen, dass wir aufgrund unseres Überlebensinstinkts zu Rivalen werden können, nicht gänzlich von der Hand zu weisen und ein ernst zu nehmender Einwand. Es gibt Menschen, die Mitgefühl anderer ausnutzen (Singer & Bolz, 2013). In diesem Fall kann es helfen, zu verdeutlichen, dass mitfühlend sein nicht heißt, dass wir das Verhalten des anderen akzeptieren müssen, sondern nur, dass wir versuchen, die Ursachen nachzuvollziehen und Verständnis für Fehler entgegenzubringen. Dem Gegenüber können trotzdem Grenzen gesetzt werden. Wiederum andere Patienten empfinden so starken Ärger und Groll gegenüber Menschen, die sie verletzt haben, dass es ihnen nicht möglich ist, ihnen Mitgefühl entgegenzubringen. Sie sind der Auffassung, dass diese Menschen kein Mitgefühl verdient haben. Bereits der Gedanke an eine schwierige Person kann bei den Betroffenen Widerwillen auslösen (Germer, 2013). In solchen Situationen hilft nur, dass sich die Patienten selbst für die hinter dem Ärger verborgenen Gefühle Mitgefühl entgegenbringen. Häufig ist Ärger auf verborgene Minderwertigkeitsgefühle oder aber auf das Gefühl, vernachlässigt worden zu sein, zurückzuführen. Nachdem die Patienten sich selbst Mitgefühl entgegengebracht haben, können sie wieder versuchen, anderen gegenüber mitfühlend zu sein. Dabei kann es hilfreich sein, dass sie sich erneut überlegen, a) inwieweit das Gegenüber das verletzende Verhalten absichtlich gezeigt hat, b) inwieweit es sich der Konsequenzen bewusst war, c) inwieweit das verletzende Verhalten durch Evolution, Gene und Lebensgeschichte beeinflusst war und d) welche positiven Seiten diese Person neben ihren Schwächen auch noch hat. Auch kann es helfen, wenn sie sich die hinter dem Verhalten verborgene Bedürftigkeit und Verletzbarkeit des Gegenübers bewusst machen und sich die Person beispielsweise als Kind vorstellen. Wenn Ärger und Widerwillen trotzdem nicht nachlassen, kann es besser sein, Mitgefühl erst einmal anderen schwierigen Personen entgegenzubringen, bei denen es für die Patienten etwas leichter ist.

Negative Gefühle bei Mitfreude. Auch bei Übungen zur Freude mit sich selbst können negative Gefühle ausgelöst werden. Beispielsweise können Patienten Ängste entwickeln, die eigenen positiven Seiten nicht aufrechterhalten zu können. Darüber hinaus können sie Ängste davor aufbauen, aufgrund der Wertschätzung der eigenen positiven Seiten von anderen als narzisstisch oder egoistisch betrachtet und infolgedessen abgelehnt oder ausgeschlossen zu werden. Deshalb kann es sich besonders für selbstkritische Patienten falsch anfühlen, sich selbst zu loben (Neff, 2011). Hilfreich zum Abbau solcher Ängste kann es sein, wenn sie sich bewusst machen, dass Mitfreude keiner Selbsterhöhung entspricht, sondern eher einer Anerkennung, Wertschätzung und Dankbarkeit für das, was gut ist, und zwar bei sich selbst und bei anderen. Damit ihnen dies gelingt, können sie sich vergegenwärtigen, dass es keine Selbstverständlichkeit ist, Positives zu erleben, da alle Menschen das Produkt der Evolution, ihrer Gene und Lebensgeschichte sind und sie somit nur einen begrenzten Einfluss darauf hatten bzw.

haben werden, was aus ihnen und ihrem Leben geworden ist bzw. in Zukunft werden wird (Neff, 2011). Darüber hinaus kann es diesbezüglich hilfreich sein, wenn sie sich vor Augen führen, dass alle Menschen positive und negative Seiten haben.

Patienten können jedoch auch Schwierigkeiten damit haben, sich mit anderen für ihre Erfolge und Stärken zu freuen, da uns die Wahrnehmung der Stärken anderer manchmal unterlegen oder neidisch fühlen lässt (Neff, 2011). In solchen Situationen kann es hilfreich sein, wenn sich Patienten bewusst machen, dass alle Menschen Stärken und Schwächen haben und Positives und Negatives erfahren. Darüber hinaus ist es ratsam, wenn sich Patienten in solchen Situationen zuerst selbst Mitgefühl entgegenbringen, ehe sie es an andere richten.

6.9.1.2 Aktivierung der emotionalen Seite von Mitgefühl

Manche Patienten haben Schwierigkeiten, die emotionale Seite von Mitgefühl zu empfinden. Dies kann zum einen daran liegen, dass diesen Patienten die grundlegende Fähigkeit zur Wahrnehmung von Gefühlen fehlt, wie es bei alexithymen Patienten der Fall ist. Mit diesen Patienten empfiehlt es sich, zu trainieren, Gefühle achtsam wahrzunehmen und zu tolerieren. Zum anderen können die Schwierigkeiten daher rühren, dass die Betroffenen keinen Zugriff auf das implizite Verarbeitungssystem haben, welches für die emotionale Verarbeitung von Reizen zuständig ist. Insbesondere zu Beginn der Mitgefühlspraxis ist dies häufig der Fall, da die zugehörigen Pfade im impliziten Teil des Gehirns noch nicht stark genug ausgeprägt sind. Regelmäßiges Üben kann jedoch tatsächlich dazu beitragen, dass sich die Pfade im Gehirn vertiefen und irgendwann allein das Aussprechen des Wortes „Mitgefühl“ ausreicht, um mit Mitgefühl assoziierte Empfindungen zu aktivieren (Germer, 2013). Deshalb kann es hilfreich sein, Patienten zu vermitteln, dass einzig und allein die Motivation, sich Mitgefühl entgegenzubringen, zählt. Darüber hinaus sollte darauf geachtet werden, dass sich die Patienten aufgrund vermeintlicher Misserfolge nicht selbst kritisieren, um eine Reaktivierung negativer Gefühle über das Bedrohungs-Schutz-System zu vermeiden. Lohnenswert kann in diesem Kontext sein, Mitgefühl „verspielt und unbefangen“ zu vermitteln und das Einüben von Mitgefühl als Experiment zu betrachten. Über vermeintliche Misserfolge zu lachen, anstatt die Übungen zu ernst zu nehmen, kann ebenso förderlich sein (Gilbert, 2013a). Darüber hinaus kann es nützlich sein, bei der Umsetzung der Übungen darauf zu achten, dass das implizite System möglichst häufig aktiviert wird. Zu diesem Zweck können Techniken zur Aktivierung von positiven, mitgefühlsverbundenen Gefühlen eingesetzt werden, z. B. Geschichten und Gedichte (Rosenberg & Cullen, 2013, S. 110). Es können auch imaginative Techniken angewendet werden. Dabei ist es von Vorteil, wenn die Vorstellungsbilder von den Patienten so gestaltet werden, dass möglichst viele Sinne angesprochen werden. Es empfiehlt sich also, dass der Therapeut den Patienten dazu anleitet, sich das Bild möglichst lebhaft vorzustellen und viele spezifische Fragen zu Mimik, Gestik, Stimme und Tonlage der imaginierten Person zu stellen.

6.9.2 Probleme während des regelmäßigen Einsatzes von Mitgefühl

6.9.2.1 Erwartung positiver Gefühle

Manche Patienten denken, dass sie etwas falsch machen oder etwas nicht stimmt, wenn beim Einsatz mitgefühlsbasierter Übungen nicht sofort positive Emotionen entstehen (van den Brink & Koster, 2013). Diese Annahme ist jedoch falsch. Der Zweck von mitgefühlsorientierten Interventionen ist die Unterstützung seiner selbst und anderer in leidvollen Situationen, nicht primär die Veränderung von Leid oder von negativen Gefühlen bzw. das Anstreben von positiven Gefühlen (Germer, 2013). Leid und negative Gefühle ändern sich häufig sekundär durch den Einsatz von Mitgefühl, dies sollte jedoch nicht das primäre Ziel sein. Es kann hilfreich sein, dies mit Patienten zu besprechen, die sich von Mitgefühl aufgrund assoziierter positiver Gefühle abhängig machen. Darüber hinaus sollte mit diesen Patienten erneut gezielt eingeübt werden, dass sie Leid und negative Gefühle achtsam wahrnehmen, aushalten und sich dabei unterstützen, nicht jedoch, dass sie Mitgefühl nutzen, um negative Gefühle zu vermeiden.

6.9.2.2 Regelmäßiges Üben

Manchen Patienten fällt es schwer, die Übungen regelmäßig anzuwenden. Menschen, die sehr an Leistungen und Pflichten orientiert sind, finden beispielsweise entweder kaum Zeit, um zu üben oder sie arbeiten die Übungen nur als eine weitere Pflicht ab (Germer, 2013). Sie praktizieren nicht, weil sie dies möchten, sondern weil sie denken, dass sie dies tun müssten. Bei diesen Patienten kann es hilfreich sein, wenn sie Achtsamkeit praktizieren, um Überlastung und Stress frühzeitig identifizieren und beidem vorzubeugen. Darüber hinaus kann ihnen vorgeschlagen werden, Tätigkeiten verspielter und weniger verbissen auszuführen und mehr Pausen in ihren Alltag zu integrieren. Auch die Mitgefühlspraxis sollte verspielter betrachtet werden (van den Brink & Koster, 2013). Wenn Patienten das Üben zu verbissen sehen, wird das Bedrohungs-Schutz-System unnötig reaktiviert.

Darüber hinaus haben oft auch sprunghafte, leicht begeisterungsfähige Patienten Schwierigkeiten, regelmäßig zu üben. Da sie häufig sehr schnell von Vorhaben zu Vorhaben springen, sind sie wenig beständig, was dazu führen kann, dass sie zwar viele Dinge kennenlernen, sich jedoch mit keinem Thema intensiv auseinandersetzen. Diese Patienten sind dafür anfällig, auch die Mitgefühlspraxis als eines von vielen Projekten zu betrachten. Außerdem sind sie dafür anfällig, die Art der Mitgefühlsübungen häufig zu wechseln, anstatt langfristig eine Übung zu praktizieren und hier zum Experten zu werden. Kontinuität in der Praxis von Mitgefühl und Mitfreude ist jedoch wichtig, damit beides seine Wirkung zeigen kann. Sollte Desinteresse an den Übungen aufkommen, kann den Patienten vorgeschlagen werden, sich hierfür Mitgefühl entgegenzubringen und sich dabei zu unterstützen und dazu zu ermutigen, mehr Zähigkeit und Disziplin aufzubringen, da es sich langfristig für sie lohnen könnte, auch wenn ihnen dies auf den ersten Blick möglicherweise sehr anstrengend und/oder langweilig erscheint.

6.9.2.3 Antriebsmangel und Abgestumpftheit bei den Übungen

Wie bei jeder Übung, die man regelmäßig praktiziert, können auch beim Praktizieren von Mitgefühl und Mitfreude Trägheit, Abgestumpftheit oder Antriebsschwierigkeiten auftauchen (Germer, 2013). Das ist bis zu einem gewissen Grad auch völlig normal. Patienten können versuchen, ihre Motivation für die Übungen zu steigern, indem sie sich erneut bewusst machen, weshalb sie mit dem Einüben der Interventionen begonnen haben und was dabei ihr Ziel war. Den Zielzustand können sie sich auch im Rahmen einer Imaginationsübung lebhaft und mit allen Sinnen vorstellen, um sich zur Mitgefühlspraxis zu motivieren. Darüber hinaus kann es helfen, Abwechslung in die Übungen zu bringen und neue Übungen auszuprobieren. Beispielsweise können bei den Imaginationsübungen auch einzelne Sätze umformuliert werden (Brach, 2003). Alternativ können die Patienten auch versuchen, die Übungen anstatt im Autopilot-Modus mit besonderer Achtsamkeit auszuführen. Brach (2003) schlägt vor, bei den Imaginationsübungen immer noch den Namen des Empfängers von Mitgefühl bzw. Mitfreude einzubauen, um die affektive Aktivierung bei den Übungen aufrechtzuerhalten. Darüber hinaus empfiehlt sie, sich vorzustellen, wie es dem Empfänger von Mitgefühl bzw. Mitfreude im Rahmen der Übung geht.

6.9.2.4 Mitgefühlsstress

Das Geben von Mitgefühl kann bei manchen Patienten zu Mitgefühlsstress und einer Überforderung führen, vor allem dann, wenn sie sich dabei emotional verausgaben und zu sehr mit dem Leid (anderer) mitschwingen, anstatt positive Gefühle der Wärme, Anteilnahme, Stärke und Kraft zu aktivieren. Darüber hinaus kann eine übermäßige Fixierung auf das Ergebnis der Mitgefühlsbemühungen, beispielsweise aufgrund einer Abhängigkeit vom Erfolg der Übungen, Mitgefühlsstress verstärken. In diesem Fall kann es ratsam sein, wenn Patienten unter Anleitung des Therapeuten einüben, sich davon zu lösen, mit Mitgefühl bestimmte Erfolge erzielen zu wollen. Es geht bei Mitgefühl nicht darum, bestimmte

Ziele zu erreichen und Lösungen für die eigenen Probleme oder die anderer zu finden. Vielmehr geht es darum, Leid anzuerkennen und Trost sowie Mut zuzusprechen. Darüber hinaus empfiehlt es sich, dass Patienten, die unter Mitgefühlsstress leiden, immer zuerst sich selbst Mitgefühl entgegenbringen und sich verstärkt um die Befriedigung der eigenen Bedürfnisse kümmern (van den Brink & Koster, 2013), ehe sie sich dem Leid anderer widmen. Erst wenn sie selber wieder mehr Energie haben, können sie sich darauf fokussieren, anderen Mitgefühl entgegenzubringen.

6.10 Mitgefühlsmüdigkeit und Mitgefühlspraxis des Therapeuten

Auch Therapeuten sollten bei der Anwendung mitgefühlsorientierter Interventionen auf ihre eigenen Energiereserven achten. Idealerweise wendet ein mitgefühlsfokussierter Therapeut selbst regelmäßig formelle und/oder informelle Mitgefühlsübungen an. Selbstmitgefühl kann ihnen helfen, einer Mitgefühlsmüdigkeit vorzubeugen bzw. zu entkommen. Mitgefühlsmüdigkeit ist eine Art Erschöpfung, die häufig bei Therapeuten entsteht, die sich zu sehr mit den Problemen der Patienten identifizieren und sich von deren Gefühlen mitreißen lassen, anstatt sie ruhig aus der Distanz heraus zu betrachten (Neff, 2011). Ursprünglich stammt der Begriff der Mitgefühlsmüdigkeit von Charles Figley (1995), der darunter Erschöpfungszustände verstand, die im Rahmen der Arbeit mit traumatisierten Patienten auftauchen können. Laut Harrer (2013) ist die Mitgefühlsmüdigkeit mehr oder weniger gleichbedeutend mit der sogenannten sekundären Traumatisierung, worunter man eine Art Ansteckung mit den Symptomen des Patienten versteht (Daniels, 2008). Selbstmitfühlende Therapeuten sind sich ihrer eigenen emotionalen Bedürfnisse bewusst und betreiben Selbstfürsorge (Figley, 1995). Sie achten darauf, ihre „leeren Akkus regelmäßig aufzuladen“, sodass sie sich wieder besser um ihre Patienten kümmern können (van den Brink & Koster, 2013). Selbstmitgefühl ermöglicht ihnen, die Probleme ihrer Patienten aus der Distanz heraus zu betrachten und ihnen mit Stärke, Stabilität und Resilienz zu begegnen (Neff, 2011). Die Forschung bestätigt, dass Menschen in Beratungsfunktionen, die Selbstmitgefühl trainiert hatten, weniger unter Mitgefühlsmüdigkeit litten als die, die es nicht trainiert hatten (Shapiro et al., 2005).

Nicht nur deshalb ist es hilfreich, wenn Therapeuten, die bei ihren Patienten mitgefühlsorientierte Interventionen einsetzen, selbst auch mitfühlend mit sich und anderen umgehen. Mitfühlende Therapeuten dienen ihren Patienten auch als Modell. Sie gehen mit eigenen Problemen und denen anderer milder um und sie fühlen sich nicht dazu gezwungen, Probleme sofort zu verändern oder zu beseitigen (van den Brink & Koster, 2013). Sie können sich ihnen zuwenden und geduldig warten, bis sich die passende Reaktion einstellt. Sie müssen keine vorschnellen Entscheidungen treffen und den Patienten mit möglichen Interventionen „bombardieren“, um negative Zustände möglichst schnell zu beseitigen (van den Brink & Koster, 2013). Darüber hinaus können sich mitfühlende Therapeuten in Schwierigkeiten des Patienten bei der Mitgefühlspraxis besser hineinversetzen. Außerdem können Therapeuten sowohl privat als auch beruflich von den positiven Auswirkungen von Mitgefühl profitieren. Beispielsweise können sich mitfühlende Therapeuten bei Unzulänglichkeitsgefühlen im beruflichen Alltag bewusst machen, dass jeder Therapeut an der ein oder anderen Stelle Schwierigkeiten mit seinen Patienten hat, dass dies verständlich und tolerierbar ist, solange sie gleichzeitig daran arbeiten, sich therapeutisch und auch persönlich weiterzuentwickeln, beispielsweise im Rahmen von Super- und/oder Intervision.

7 Interventionsansätze zur Förderung von Mitgefühl im Einzel- und Gruppensetting

In den letzten Jahren wurde eine Reihe von Programmen zur Steigerung von Mitgefühl im Einzel- und Gruppensetting entwickelt. Neben der Compassion-Focused Therapy (CFT), die gezielt für psychotherapeutische Zwecke entwickelt wurde, gibt es mittlerweile eine Reihe von Gruppentrainings, die auf die Förderung von Mitgefühl im nicht klinischen und klinischen Bereich fokussieren. Manche der Trainings fokussieren primär auf eine Förderung von Mitgefühl, bei anderen wiederum stellt die Steigerung von Mitgefühl nur einen Teil des Trainings dar. Der Vorteil der Durchführung mitgefühlsorientierter Interventionen im Gruppensetting ist, dass die Teilnehmer aus der Gruppenerfahrung lernen können. Der Aspekt des gemeinsamen Menschseins von Mitgefühl kann durch das Gruppensetting viel stärker bewusst gemacht werden (van den Brink & Koster, 2013). Durch das Gruppensetting können sich die Teilnehmer in den Erfahrungen der anderen Teilnehmer wiederkennen und möglicherweise feststellen, dass sie nicht die Einzigen sind, die mit emotionalem Leid und den eigenen Schwächen und Unzulänglichkeiten zu kämpfen haben. Auch wenn die meisten Trainings dabei nicht primär als psychotherapeutische Gruppenintervention entwickelt wurden, so eignen sie sich dennoch durchaus zur Prävention und auch zur Intervention, wenn sie als ergänzende Maßnahme eingesetzt werden. Dementsprechend wurden sie mittlerweile auch bereits teilweise im klinischen Bereich eingesetzt. Im Folgenden werden die unterschiedlichen Interventionsansätze noch näher vorgestellt. Tabelle 3 bietet den interessierten Lesern einen Überblick über die verschiedenen Interventionsansätze zur Förderung von Mitgefühl im Gruppensetting. Einige der Gruppentrainings, wie z.B. das Cognitively Based Compassion Training sowie das Compassion Cultivation Training liegen (noch) nicht in deutscher Sprache vor.

7.1 Compassion Focused Therapy (CFT) und das Compassionate Mind Training

Bei der CFT handelt es sich um einen therapeutischen Ansatz, der zur Förderung von Mitgefühl im psychotherapeutischen Kontext – ursprünglich insbesondere bei traumatisierten Patienten mit stark ausgeprägter Scham und Selbstkritik – entwickelt wurde (Gilbert, 2013a). Die CFT basiert auf dem in Kapitel 2 bereits beschriebenen evolutionär-neurowissenschaftlichen Störungsmodell (Gilbert, 2013a). Der Ansatz besteht aus zwei Hauptkomponenten: (1) Erarbeitung eines Störungsmodells und Psychoedukation, und (2) Entwicklung eines mitfühlenden „Geists" durch den Einsatz Mitgefühl steigernder Fertigkeiten (Gilbert, 2009a). In der CFT werden bei der Erarbeitung des Störungsmodells und der Psychoedu-

Tabelle 3: Überblick über Interventionsansätze im Gruppensetting zur Förderung von Mitgefühl

Training	Ziel(e)	Indikationsgruppe(n)	Anzahl Sitzungen	Zentrale Übungen bzw. Bausteine
Mindfulness-Based Stress Reduction (MBSR)	Aufbau von mitfühlender Achtsamkeit	Nicht klinisch und klinisch	8 zweistündige Sitzungen	Achtsamkeitsübungen
Mindfulness-Based Cognitive Therapy (MBCT)	Aufbau von mitfühlender Achtsamkeit, Aufrechterhaltung euthymer Aktivitäten und funktionaler Denkmuster	Remittiert Depressive zur Rückfallprophylaxe	8 zweistündige Sitzungen	Achtsamkeitsübungen, Aktivitätenaufbau, kognitive Umstrukturierung
Mindful Self-Compassion Program (MSC)	Förderung von Selbstmitgefühl	Nicht klinisch und klinisch	8 zweieinhalbstündige Sitzungen und ein halbtägiges Retreat	Formelle Meditationen und informelle Übungen zur Steigerung von Selbstmitgefühl
Mindfulness-Based Compassionate Living (MBCL)	Förderung von Mitgefühl und Selbstmitgefühl	Nicht klinisch und klinisch, idealerweise mit Vorerfahrung in MBSR/BCT	8 zweieinhalbstündige Sitzungen	Primär Mitgefühlsmeditationen
Cognitively Based Compassion Training (CBCT)	Förderung von Mitgefühl, Achtsamkeit, Gleichmut und Mitfreude	Nicht klinisch und klinisch, Kinder, Jugendliche und Erwachsene, Traumaopfer	1–2 Stunden pro Woche über 6, 8 oder 12 Wochen hinweg	Kognitive Übungen, Meditationen aus dem Buddhismus

Tabelle 3: Fortsetzung

Training	Ziel(e)	Indikationsgruppe(n)	Anzahl Sitzungen	Zentrale Übungen bzw. Bausteine
Compassion Cultivation Training (CCT)	Förderung von Mitgefühl und Selbstmitgefühl	u. a. Mitarbeiter im Gesundheitswesen, Lehrer, Führungskräfte, Traumaopfer und Paare	6 zweistündige Sitzungen	Imaginationsübungen/ Meditationen, Psychoedukation, dyadische Übungen, Übungen zur Aktivierung von Emotionen
ReSource-Training	Förderung von Mitgefühl und Selbstmitgefühl	wird derzeit bei verschiedenen Zielgruppen evaluiert	3 dreitätige Retreats und wöchentliche zweistündige Sitzungen über 24 Wochen hinweg	Traditionelle Meditationen und psychotherapeutisch orientierte Übungen
Training emotionaler Kompetenzen (TEK)	Förderung emotionaler Kompetenzen, u. a. der Kompetenz, sich selbst mitfühlend zu unterstützen	Gesunde, Risiko- und klinische Populationen	Verschiedene Varianten möglich, z. B. 12 Termine à eineinhalb Stunden	Atem- und Muskelentspannung, Bewertungsfreies Wahrnehmen von negativen Emotionen, Akzeptanz und Toleranz von negativen Gefühlen, effektive Selbstunterstützung, Analysieren und Regulieren negativer Gefühle

kation die Erfahrungen des Patienten (z. B. ablehnende Eltern) mit Defiziten in Selbstmitgefühl, zentralen Ängsten (z. B. Angst vor Zurückweisung), Bedrohungsschutzreaktionen (z. B. unterwürfiges Verhalten) und aktuellen Problemen (z. B. Minderwertigkeitsgefühlen) verknüpft (Gilbert, 2009a). Therapeut und Patient überlegen dann gemeinsam, wie der Patient Mitgefühl sich selbst und anderen gegenüber stärken könnte (Gilbert, 2009a). Dabei wird in der CFT auf den sogenannten Mitgefühlskreis fokussiert, welcher die Kernmerkmale von Mitgefühl im inneren Kreis (z. B. Anteilnahme an und Mitgefühl für seine eigenen Erfahrungen) und das Fertigkeiten-Training, welches nötig ist, um Mitgefühl zu entwickeln, im äußeren Kreis darstellt (Gilbert, 2009a, vgl. Abb. 12).

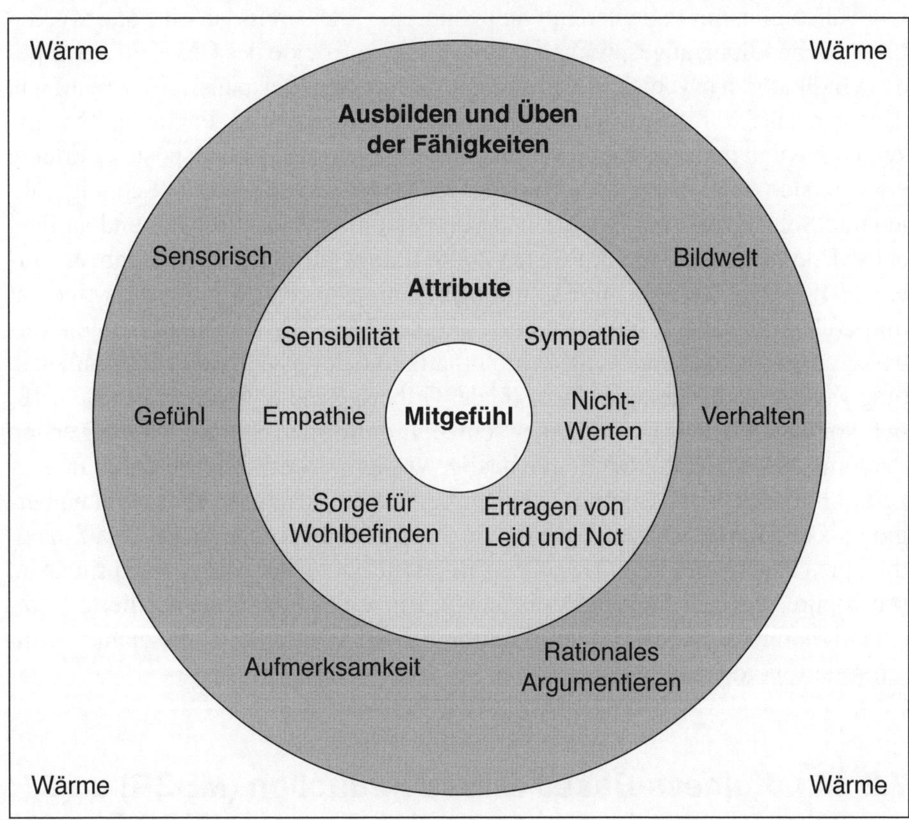

Abbildung 12: Der Mitgefühlskreis: Schlüssel-Attribute von Mitgefühl (innerer Kreis) und die notwendigen Fähigkeiten, sie zu entwickeln (äußerer Kreis) (aus Gilbert, 2011)

Es handelt sich um Fertigkeiten auf den Ebenen der eigenen Aufmerksamkeit, dem Denken, Fühlen, Empfinden, Handeln und der Vorstellung, die allesamt von Mitgefühl geprägt sein sollen (Gilbert, 2009a). Wesentlich ist, dass die Fertigkeiten immer mit Wärme ausgeübt werden. Das Compassionate Mind-Training (CMT) fokussiert auf das Trainieren der mitgefühlsfokussierten Fertigkeiten im Gruppensetting und beinhaltet zahlreiche Übungsanleitungen, um die verschiedenen Attribute von Mitgefühl zu fördern (Gilbert, 2009a). Beispielsweise beinhaltet das CMT Anleitungen zum Schreiben von mitfühlenden Briefen, zur mitgefühlsfokussierten imaginativen Arbeit und zu mitfühlenden Selbstgesprächen. Viele der Übungen der CFT wurden bereits im vorherigen Kapitel beschrieben.

Bisher gibt es noch nicht viel Forschung zur CFT. Die Befunde, die es gibt, weisen jedoch allesamt positive Effekte der CFT auf die psychische Gesundheit nach (Leaviss & Uttley, 2015). So konnten Mayhew und Gilbert (2008) in einer Reihe von Fallstudien mit Patienten mit Schizophrenie, die bereits auf eine antipsychotische Behandlung angesprochen hatten, positive Effekte des CMT auf verschiedene Indikatoren psychischer Gesundheit nachweisen. Beispielsweise zeigte sich, dass sich das CMT positiv auf Ängstlichkeit, Psychotizismus, Paranoia, Zwangssymptome und interpersonelle Verletzlichkeit auswirkte. Ähnlich positive Effekte ergaben sich auch in Prä-Post-Studien bei Menschen mit starken Schamgefühlen und Selbstkritik, bei Betroffenen von Persönlichkeitsstörungen und an Psychose Erkrankten (Gilbert & Procter, 2006; Laithwaite et al., 2009; Lucre & Corten, 2013). Bei Patienten mit Essstörungen konnte gezeigt werden, dass eine mit mitgefühlsorientierten Interventionen angereicherte KVT zu signifikanten Verbesserungen in der Essstörungssymptomatik und der psychischen Gesamtbelastung während der Therapie führte (Gale, Gilbert, Read & Goss, 2014). Schließlich konnte bei Patienten mit einer schizophreniformen Störung in einer ersten randomisiert-kontrollierten Studie nachgewiesen werden, dass die CFT mit stärkerer klinischer Verbesserung und einem größeren Anstieg an Mitgefühl einherging als eine psychiatrische Behandlung und/oder Beschäftigungs- und Sozialtherapie (Braehler et al., 2013). Die Effektivität der CFT wurde also primär im schizophreniformen Störungskreis belegt. Einzelfall- und unkontrollierte Pilotstudien liefern nur erste Hinweise für die Effektivität der CFT, die nicht überinterpretiert werden sollten.

7.2 Mindfulness-Based Stress Reduction (MBSR) und Mindfulness-Based Cognitive Therapy (MBCT)

Weder das MBSR-Programm noch die MBCT zielen direkt auf eine Erhöhung von Mitgefühl ab. Das MBSR-Programm wurde zur Steigerung der bewussten Wahrnehmung des Hier und Jetzt durch Loslösung von Grübelprozessen und sich aufdrängende Selbstkritik in klinischen und nicht klinischen Populationen entwickelt (Kabat-Zinn, 2003). Die Teilnehmer sollen lernen, innere und äußere

Erfahrungen zu benennen, anzunehmen und zu tolerieren, anstatt impulsiv auf sie zu reagieren oder sie zu vermeiden (Shapiro, Astin, Bishop & Cordova, 2005). Es werden verschiedene Achtsamkeitsübungen trainiert, z. B. der Body-Scan, die Atemachtsamkeitsübung und die Gehmeditation. Die MBCT wurde zur Rückfallprävention bei Depression entwickelt. Sie beinhaltet neben Elementen der MBSR Interventionen aus der KVT, wie Aktivitätenaufbau und kognitive Umstrukturierung. Ziel ist es, dass die Teilnehmer lernen, auf depressiogene Gedanken achtsam und akzeptierend zu reagieren, um somit den Kreislauf der Entstehung einer Depression zu unterbrechen. Insgesamt zielen beide Trainings also nicht primär auf eine Steigerung von Mitgefühl ab. Dennoch liegt der Fokus der Übungen nicht nur auf der bewertungsfreien Wahrnehmung innerer und äußerer Reize, sondern auch darauf, diesen Erfahrungen mit Mitgefühl zu begegnen (van den Brink & Koster, 2013). Damit kann die Teilnahme an einem Achtsamkeitstraining zu einer Zunahme an Mitgefühl führen und hierüber positive Effekte für die psychische Gesundheit bedeuten. Tatsächlich wurde die Steigerung von Mitgefühl auch schon als ein zentraler Wirkmechanismus in der Effektivität von achtsamkeitsbasierten Interventionen diskutiert (Baer, 2010).

Damit übereinstimmend konnte in einer Studie von Orzech, Shapiro, Brown und McKay (2009) gezeigt werden, dass erfahrene Praktizierende der Achtsamkeit über mehr Selbstmitgefühl verfügen als solche, die weniger erfahren sind. Darüber hinaus konnte in drei MBSR-Studien nachgewiesen werden, dass achtsamkeitsbasierte Interventionen zu einem Anstieg an Selbstmitgefühl führen (Moore, 2008; Shapiro et al., 2005; Shapiro, Brown & Biegel, 2007). Die ersten zwei Studien (Shapiro et al., 2005, 2007) orientierten sich dabei am Behandlungsmanual von Kabat-Zinn (1982). Teilnehmer der ersten Studie waren Mitarbeiter aus dem Gesundheitswesen und Teilnehmer der zweiten Studie waren Studierende der Beratungswissenschaften. In beiden Gruppen gab es eine Wartelistenkontrollgruppe. Die Mitarbeiter des Gesundheitswesens berichteten nach Teilnahme am MBSR-Programm im Vergleich zu den Kontrollprobanden über weniger Stress und mehr Selbstmitgefühl. Die Studenten waren achtsamer, selbstmitfühlender und besser gestimmt. Darüber hinaus waren sie weniger ängstlich und grübelten weniger. Interessanterweise zeigten sich signifikante Korrelationen zwischen der Zunahme an Achtsamkeit und der Zunahme an Selbstmitgefühl. In Bezug auf diese Ergebnisse ist jedoch einschränkend hinzuzufügen, dass beide Studien die SCS von Neff (2003b) nutzten und dabei nicht spezifizierten, welche der Subskalen der SCS (Achtsamkeit, Selbstfreundlichkeit oder Gemeinsames Menschsein) durch das MBSR-Programm beeinflusst wurden (MacBeth & Gumley, 2012). Deshalb kann man noch nicht sicher sagen, ob sich das MBSR-Programm nur positiv auf Achtsamkeit auswirkt oder aber auch auf Selbstfreundlichkeit und das gemeinsame Menschsein. Es sollte auch angemerkt werden, dass beide Studien das traditionelle MBSR um Meditationen der liebenden Güte ergänzt hatten. Deshalb ist unklar, zu welchem Ausmaß ein potenzieller Anstieg an Selbstmitgefühl allein auf das MBSR-Programm zurückgeführt werden kann. Für die These, dass Achtsamkeitspraxis Selbstmitgefühl erhöht, sprechen jedoch die Ergebnisse einer dritten Studie, bei der in einem unkontrollierten Prä-Post-Design bei einer Stichprobe von zehn Studenten der klinischen Psychologie gezeigt werden konnte, dass 14 zehnminütige Achtsamkeitstrainingseinheiten, die nicht um Meditationen der liebenden Güte ergänzt wurden, zu signifikant mehr Achtsamkeit und Selbstfreundlichkeit führten (Moore, 2008). Außerdem konnte bei einer Gruppe von teil- und vollremittierten Patienten mit rezidivierender Depression demonstriert werden, dass eine Erhöhung von Mitgefühl während eines MBCT-Kurses der vermeintliche Wirkmechanismus des Trainings war (Kuyken et al., 2010). Insgesamt deuten diese Studien also darauf hin, dass Achtsamkeitsübungen Selbstmitgefühl oder bestimmte Komponenten davon steigern könnten. Sollte sich in zukünftigen Studien zeigen, dass sich das MBSR-Programm und die MBCT auch ohne Meditationen der liebenden Güte auf alle Aspekte von Selbstmitgefühl auswirken und sollte sich bestätigen, dass die Steigerung von Selbstmitgefühl ein zentraler Wirkmechanismus achtsamkeitsbasierter Verfahren ist, dann spräche dies erneut für die Bedeutung der Förderung von Mitgefühl zur Besserung der psychischen Gesundheit. Darüber hinaus würden diese Befunde neben den verschiedenen Metaanalysen zur Wirksamkeit der Achtsamkeitstrainings (vgl. Baer, 2003; Grossman, Niemann, Schmidt & Walach, 2004; Hofmann, Grossman & Hinton, 2011; Chiesa & Serretti, 2011; Piet Hougaard, 2011) erneut darauf hindeuten, dass achtsamkeitsbasierte Verfahren sinnvoll zur Reduktion psychischer Probleme sind.

7.3 Mindful Self-Compassion Program

Das Mindful Self-Compassion Program (MSC) wurde kürzlich von Germer und Neff (2013) zur Förderung mitgefühlsfokussierter sowie achtsamkeitsbasierter Fertigkeiten entwickelt. Es kann in klinischen und nicht klinischen Populationen eingesetzt werden. Im Rahmen des Programms werden verschiedene Meditationen (z. B. achtsamkeitsbasierte Meditation oder die Meditation der liebenden Güte) und informelle Übungen für den Alltag (z. B. das Wiederholen einer Reihe von Selbstmitgefühlssätzen) vermittelt und praktiziert (Germer & Neff, 2013). Es besteht aus acht 2,5-stündigen Sitzungen über acht Wochen hinweg sowie einem halbtägigen Retreat. Teilnehmer werden angehalten, täglich 40 Minuten zu üben. Die acht aufeinanderfolgenden Termine haben folgende inhaltliche Schwerpunkte:

Inhaltliche Schwerpunkte des MSC-Programms
1. Einführung in Selbstmitgefühl. 2. Einführung in Achtsamkeit. 3. Meditation der liebenden Güte. 4. Aufbau einer inneren, mitfühlenden Stimme. 5. Förderung werteorientierten Lebens. 6. Mitgefühl zur Regulation negativer Gefühle. 7. Mitgefühl in schwierigen interpersonellen Beziehungen. 8. Wahrnehmen und Genießen der positiven Aspekte des Selbst und des Lebens.

Neff und Germer (2013a) führten kürzlich eine randomisiert-kontrollierte Studie zum MSC durch, in der sie die Ergebnisse der Behandlungsgruppe mit denen einer Wartelistenkontrollgruppe verglichen. Im Vergleich zu den Kontrollprobanden wiesen die Teilnehmer des MSC signifikante Steigerungen in Selbstmitgefühl, Mitgefühl für andere, Achtsamkeit, Lebenszufriedenheit und signifikante Abnahmen in Depressivität, Ängsten, Stress und Vermeidung unangenehmer Gefühle und Gedanken nach. Alle Verbesserungen blieben bei der 6-Monats- und 1-Jahres-Katamnese bestehen. Dies zeigt, dass kontinuierliche Selbstmitgefühlspraxis die eigene Lebenszufriedenheit über die Zeit hinweg steigern kann. Darüber hinaus konnte nachgewiesen werden, dass der Zuwachs an Selbstmitgefühl signifikant mit der Zunahme im Wohlbefinden assoziiert war. Ob sich das MSC auch empirisch betrachtet für den Einsatz im klinischen Bereich eignet, muss noch überprüft werden.

7.4 Mindfulness-Based Compassionate Living

Das von van den Brink und Koster (2013) entwickelte Training Mindfulness-Based Compassionate Living (MBCL) ist als transdiagnostisches Lernprogramm für heterogene Gruppen gedacht und basiert auf dem Achtsamkeitstraining MBSR. Deshalb ist es von Vorteil, wenn die Teilnehmer bereits Erfahrung im MBSR haben. Es ist zur Prävention in nicht klinischen Populationen, zur Behandlung von psychischen Störungen sowie zur Rückfallprophylaxe geeignet. Die Autoren betonen jedoch auch, dass das Training bei psychischen Erkrankung keine Psychotherapie ersetzt, sondern als Ergänzung betrachtet werden sollte. Ziel ist es, eine fürsorgliche und mitfühlende Haltung einzuüben, die für viele Formen emotionalen Leids hilfreich sein kann. Darüber hinaus wird Achtsamkeit weiter kontinuierlich trainiert. Die Inhalte werden dabei theoretisch vermittelt und praktisch eingeübt. Die Wichtigkeit des Übens wird im Training stark betont. Er schließt formelle und informelle Meditationsübungen mit ein (van den Brink & Koster, 2013). Das Training besteht aus acht Kurseinheiten à 2,5 Stunden. In einer Pilotstudie zeigte sich, dass die Teilnahme am MBCL bei einer Stichprobe von 33 ambulant-psychiatrischen Patienten zu signifikant mehr Selbstmitgefühl und Achtsamkeit und zu signifikant weniger Depressivität führte (Bartels-Velthuis, Van der Ploeg, Schroevers & Van den Brink, 2015). Möglicherweise eignet sich das MBCL also tatsächlich als transdiagnostischer Ansatz zur Reduktion von Depressivität. Dies sollte jedoch vorher in einem kontrollierten Design überprüft werden.

7.5 Cognitively-Based Compassion Training

Ursprünglich wurde das Cognitively-Based Compassion-Trainingsprogramm (CBCT) 2005 als Angebot für Studierende der Emory University zur Prävention bzw. Reduktion von Stresserscheinungen und Depressionen entwickelt. Mittlerweile wird es sowohl in nicht klinischen Populationen als auch in klinischen Populationen eingesetzt. Ziel des CBCT-Programms ist es, mittels kognitiv-analytischer Techniken egozentrische Gedanken und Verhaltensweisen abzubauen und auf andere bezogene, altruistische Gedanken und Verhaltensweisen aufzubauen. Das heißt, der Fokus liegt neben der Aktivierung von Selbstmitgefühl auch auf der Aktivierung von Mitgefühl. Ozawa-de Silva und Negi (2013) zufolge hilft das Programm, negative Emotionen zu regulieren, Selbstvertrauen und Selbstwertgefühl aufzubauen, und Optimismus, Dankbarkeit und Verbundenheit zu fördern. Das Programm besteht aus den folgenden acht spezifischen Phasen, deren vorgegebene Reihenfolge beibehalten werden sollte, da die früheren Inhalte Voraussetzung für die späteren Inhalte sind. So ist z. B. der Aufbau von Selbstmitgefühl Voraussetzung für die Entwicklung von Mitgefühl für andere.

Die acht Phasen des CBCT

1. Aufbau von Aufmerksamkeitsstabilität.
2. Entwicklung von Achtsamkeit den eigenen Gedanken, Gefühlen und Verhaltensweisen gegenüber.
3. Aufbau von Selbstmitgefühl.
4. Entwicklung von Gleichmut.
5. Kultivieren von Wertschätzung und Dankbarkeit anderen gegenüber und Bewusstmachen der menschlichen Interdependenz.
6. Entwicklung von Zuneigung und Empathie anderen gegenüber.
7. Entwicklung von Mitgefühl anderen gegenüber auf der intentionalen Ebene.
8. Realisieren von Mitgefühl anderen gegenüber auf der Verhaltensebene.

Die Inhalte des CBCT können in 6-, 8- oder 12-wöchigen Kursen vermittelt werden. Idealerweise wird der Seminarinhalt auf zwei Sitzungen pro Woche verteilt. Dann kann der Kursleiter die erste wöchentliche Gruppensitzung primär für die Vorstellung des Themas und des Materials nutzen und die zweite Sitzung für Gespräche und eine intensive Meditationspraxis. Finden mehrere Sitzungen pro Woche statt, dauert eine Sitzung üblicherweise eine Stunde oder neunzig Minuten. Findet nur eine Sitzung pro Woche statt, dauert diese normalerweise zwei Stunden.

Das CBCT wurde mittlerweile bereits in verschiedenen Populationen angewendet. Positive Auswirkungen zeigten sich für Grundschulkinder (Reddy et al., 2012), Jugendliche in Pflegeeinrichtungen (Pace et al., 2009; Reddy et al., 2012), Erwachsene (Desbordes et al., 2012; Pace et al., 2009) und Menschen nach einem Selbstmordversuch sowie Traumatisierungsopfer (Ozawa-de Silva & Negi, 2013). Bei gesunden Erwachsenen zeigte sich beispielsweise spezifisch, dass das CBCT zu Veränderungen in den für Empathieentwicklung zuständigen Gehirnarealen führte (Mascaro, Rilling, Negi & Raison, 2012). Außerdem zeigte sich, dass das Ausmaß des Übens während des Trainings bei Jugendlichen aus Pflegeeinrichtungen mit der Abnahme von Cortisol und dem C-reaktiven Protein korrelierte, was darauf hindeutet, dass Mitgefühl Entzündungsprozesse reduziert (Pace et al., 2012). Welche Effekte das CBCT tatsächlich auf die psychische Gesundheit der Teilnehmer hat, sollte noch untersucht werden, bevor es im klinischen Bereich eingesetzt wird.

7.6 Compassion Cultivation Training

Das Compassion Cultivation Training (CCT) ist ein achtwöchiges Programm, mit dem sich die Qualitäten von Mitgefühl, Empathie und Güte sowohl für sich selbst als auch für andere ausbauen und intensivieren lassen (Jinpa Langri & Weiss, 2013). Das Programm wurde an der Stanford University entwickelt. Bisher wurde nur ein allgemeingültiges Programm erarbeitet. Die Entwickler sehen jedoch Möglichkeiten für spezifische Varianten für Mitarbeiter im Gesundheitswesen, Lehrer, Führungskräfte, traumatisierte Menschen und Paare, um nur einige der Anwendungsmöglichkeiten zu nennen (Jinpa Langri & Weiss, 2013). Der Kurs besteht aus einer zweistündigen Sitzung pro Woche, die jeweils Folgendes beinhaltet: (a) eine geführte Visualisierungsübung, (b) Psychoedukation sowie Gruppendiskussionen, (c) verschiedene praktische Übungen zur Förderung von Mitgefühl. Während der Dauer des Kurses wird von allen Teilnehmern erwartet, dass sie zu Hause täglich (langsam aufbauend) 15 bis 30 Minuten meditieren. Sie erhalten dazu aufgezeichnete Meditationsanleitungen, die Schritt für Schritt aufeinander aufbauen und in der letzten Woche in einer vollständigen

Mitgefühlsmeditation münden. Darüber hinaus werden die Teilnehmer dazu aufgefordert, die Themen auch auf alltägliche Lebenssituationen und Beziehungen zu übertragen. Das CCT beinhaltet folgende sechs Schritte:

Die sechs Schritte des CCT

1. Trainieren der Zwerchfellatmung und Förderung von Achtsamkeit gegenüber Atem, Gedanken und Gefühlen.
2. Reaktivierung von Mitgefühl gegenüber geliebten Menschen und von liebender Güte für einen Nahestehenden.
3. Aktivierung von Mitgefühl und liebender Güte für sich selbst als Voraussetzung für das Praktikzieren von Mitgefühl anderen gegenüber.
4. Bewusstmachung der Verbundenheit mit anderen Menschen aufgrund dessen, dass alle leiden, aber glücklich sein wollen, sowie Bewusstmachung der gegenseitigen Abhängigkeit und somit Wertschätzung anderer.
5. Aktivierung von Mitgefühl und liebender Güte für alle Lebewesen.
6. Aktive Mitgefühlspraxis allen Lebewesen gegenüber und Aktivierung des Wunschs, dass alle Menschen all das Gute haben, was man selbst hat.

Das Training unterscheidet sich insbesondere dahingehend von anderen Trainings, als dass es dyadische Übungen einschließt, in denen sich zwei Partner während der Sitzungen gegenüber sitzen und gemäß einer Anleitung Mitgefühl entgegenbringen. Darüber hinaus ist das Besondere an dem Training, dass es spezifische Techniken zur Aktivierung von Emotionen des Mitgefühls und der Verbundenheit beinhaltet, wie das Vorlesen von besonderen Geschichten, wie beispielsweise „Gate A-4“ von Naomi Shihab Nye.

Gate A-4 (Nye, 2008, von der Autorin aus dem Englischen übersetzt)

Nachdem ich erfahren hatte, dass mein Flug vier Stunden Verspätung hat, lief ich auf dem Albuquerque Flughafen Terminal herum, bis ich die Ansage hörte: Wenn irgendjemand in der näheren Umgebung von Gate A-4 Arabisch spricht, bitte sofort zum Gate kommen.

Nun ja, heutzutage muss man Geduld haben. Und Gate A-4 war mein Gate. Ich ging also hin. Eine ältere Frau in einem vollständig traditionellen palästinensischen Gewand, von der Art, wie sie meine Großmutter getragen hatte, krümmte sich auf dem Boden und klagte laut.

Helfen Sie mir, sagte die Flugbegleiterin. Sprechen Sie mit ihr. Was hat sie? Nachdem wir ihr gesagt haben, dass der Flug vier Stunden Verspätung hat, hat sie damit angefangen.

Ich bückte mich, um meinen Arm um sie zu legen und sprach stockend mit ihr. Shu dow-a, shu- biduck habibti, stani stani schway, min fadlick, Sho bit se-wee?

In dem Moment, als sie Worte hörte, die sie kannte – auch wenn sie nur noch selten angewendet wurden –, hörte sie auf zu weinen.

Sie dachte, der Flug sei komplett annulliert worden. Sie musste jedoch am nächsten Tag für eine wichtige medizinische Behandlung in El Paso sein. Ich sagte, nein, es ist alles in Ordnung. Sie schaffen das, Sie kommen nur etwas verspätet an.

Wer holt Sie ab? Lassen Sie uns diese Person anrufen und ihr Bescheid geben. Wir riefen ihren Sohn an und ich sprach mit ihm auf Englisch. Ich sagte ihm, ich würde bei seiner Mutter bleiben, bis wir im Flugzeug seien und ich würde neben ihr sitzen.

Danach sprach sie mit ihm. Daraufhin riefen wir aus Spaß ihre anderen Söhne an.

Danach riefen wir meinen Vater an und er sprach eine Weile auf Arabisch mit ihr und stellte natürlich fest, dass sie zehn gemeinsame Freunde hatten.

Dann dachte ich mir, warum nicht ein paar mir bekannte palästinensische Dichter anrufen und sie mit ihr sprechen lassen. Das alles dauerte etwa zwei Stunden.

Sie lachte zu diesem Zeitpunkt schon sehr viel, von ihrem Leben erzählend, mein Knie tätschelnd und Fragen beantwortend.

Sie zog eine Tüte mit selbstgemachten Mamool Keksen aus ihrer Tasche – kleine, staubige, mit Puderzucker überzogene Hügel gefüllt mit Datteln und Nüssen, und bot sie allen Frauen am Gate an.

Zu meiner Überraschung lehnte nicht eine der Frauen ab. Es war wie ein Abendmahl. Die Reisende aus Argentinien, die Mutter aus Kalifornien, die liebenswürdige Frau aus Laredo – wir alle waren mit demselben Puderzucker überzogen. Und lächelten. Es gibt keine besseren Kekse.

Und dann holte die Fluggesellschaft kostenfreien Apfelsaft aus riesigen Kühltruhen hervor, und zwei kleine Mädchen von unserem Flug liefen umher und bedienten uns alle und auch sie waren mit Puderzucker überdeckt.

Dann bemerkte ich, dass meine neue beste Freundin – mittlerweile hielten wir uns an der Hand – eine Topfpflanze dabei hatte, die aus ihrer Tasche herausragte, irgendeine Heilpflanze, mit grünen pelzigen Blättern. So eine alte Reisetradition. Trage immer eine Pflanze bei dir. Sei immer mit dem Ort verwurzelt, an dem du dich befindest.

Und ich schaute mich am Gate mit diesen verspäteten und müden Menschen um und dachte: Das ist die Welt, in der ich leben möchte. Eine Welt, in der geteilt wird.

Nicht eine einzige Person an diesem Gate – nachdem die Beschwerden über das Durcheinander verstummt waren – wirkte so, als würde sie Bedenken gegenüber einer anderen Person an diesem Gate haben.

Sie nahmen die Kekse. Ich wollte auch all die anderen Frauen umarmen. So eine Geschichte kann sich überall und jederzeit wieder ereignen.

Es ist nicht zu spät.

In der ersten randomisiert-kontrollierten Studie zum CCT (Jazaieri et al., 2013) wurden 100 erwachsene Testpersonen willkürlich entweder dem achtwöchigen CCT-Programm oder einer Wartekontrollgruppe zugeteilt, deren Teilnehmer acht Wochen warten mussten, bevor sie an dem Programm teilnehmen konnten. Insgesamt kam diese Studie zu dem Ergebnis, dass Mitgefühl durch das CCT zunimmt und dass Ängste vor Mitgefühl reduziert werden können. In einer zweiten RCT (Jazaieri et al., 2014) wurden erneut 100 Probanden den zwei oben genannten Bedingungen zugeteilt. Das CCT führte zu signifikant mehr Achtsamkeit und Glück und zu signifikant weniger Unterdrückung von negativen Gedanken und Gefühlen und zu weniger Grübeln als die Wartebedingung. Die Autoren interpretieren diese Befunde als Beleg dafür, dass die Förderung von Mitgefühl sich selbst und anderen gegenüber zu einer verbesserten psychischen Flexibilität sowie einem verbesserten psychischen Wohlergehen führt. Bisher wurde das CCT jedoch noch nicht in einer klinischen Stichprobe untersucht, sodass Rückschlüsse auf die Anwendung im klinischen Bereich noch nicht gezogen werden können.

7.7 ReSource-Training

Bornemann und Singer (2013) haben mit dem sogenannten ReSource-Training ein säkulares Trainingsprogramm zur Kultivierung von Mitgefühl entwickelt. Der Name ReSource-Training stammt von der Annahme, dass Mitgefühl in jedem Menschen bereits angelegt ist und nur trainiert bzw. reaktiviert werden muss, um sich voll entfalten zu können. Bornemann und Singer (2013) postulieren, dass Mitgefühl Fertigkeiten in den Bereichen „Präsenz“, „Affekt“ und „Perspektive“ umfasst. Im ReSource-Trainingsprogramm werden diese Fertigkeiten in separaten Trainingsmodulen eingeübt, die sich jeweils über acht Wochen hinweg erstrecken und jeweils mit einem dreitägigen Retreat beginnen. Die Inhalte der drei Fertigkeitsbereiche sind die Folgenden:

Die drei Fertigkeitsbereiche des ReSource-Trainingsprogramms

1. *Präsenz:* Kultivierung von interozeptivem und introspektivem Gewahrsein sowie von Aufmerksamkeitsfertigkeiten mittels der Atemachtsamkeit und des Body-Scans.
2. *Affekt:* Aktivierung von Gefühlen liebender Güte und Akzeptanz schwieriger Emotionen sowie Intensivierung von prosozialer Motivation und Aktion mittels Meditationen der liebenden Güte und Partnerübungen zur Akzeptanz schwieriger Gefühle und zur Aktivierung von Dankbarkeit.
3. *Perspektive:* Einübung von kognitiven Fähigkeiten wie metakognitiven Kompetenzen und Perspektivübernahme mittels Übungen zum Beobachten von Gedanken und mittels Partnerübungen zur kognitiven Übernahme der Perspektive des anderen und zum Erkennen des spezifischen Persönlichkeitsanteils, der gerade spricht.

Jedes Modul besteht aus zwei Kernübungen, die von traditionellen kontemplativen Praktiken sowie Einflüssen westlicher Psychologie und Psychotherapie abgeleitet wurden und die durch zusätzliche Übungen, Hausaufgaben und Anregungen zu informellen Übungen ergänzt werden. Die Methoden umfassen Einzelübungen (z. B. Meditationen) und interpersonelle Übungen. Bornemann und Singer (2013) können sich vorstellen, dass das Training, welches derzeit erstmals evaluiert wird, bei verschiedenen Zielgruppen eingesetzt werden kann.

7.8 Training emotionaler Kompetenzen

Das Training emotionaler Kompetenzen (TEK; Berking, 2010) ist ein transdiagnostisches Gruppenprogramm, welches als eigenständige Intervention oder auch als Zusatzintervention angewendet werden kann und primär auf eine Förderung von sieben für das psychische Wohlergehen zentralen emotionalen Kompetenzen abzielt. Es kann in gesunden, Risiko- und klinischen Gruppen eingesetzt werden. Das Trainingskonzept und die emotionalen Kompetenzen werden didaktisch vermittelt, in der Gruppe diskutiert und anschließend praktisch eingeübt (Berking, 2010). Eine der sieben emotionalen Kompetenzen, die im Rahmen des Trainings vermittelt und praktisch angewendet wird, ist die effektive Selbstunterstützung. Die effektive Selbstunterstützung besteht aus einer warmen, mitfühlenden und anteilnehmenden Haltung der eigenen Person gegenüber, die idealerweise mit selbstunterstützenden Handlungen, wie der Ermutigung und dem Aufheitern der eigenen Person, einhergeht (Berking & Whitley, 2014). Berking und Whitley (2014) zufolge ist Selbstmitgefühl eine wesentliche Komponente der effektiven Selbstunterstützung. Im Rahmen des TEK wird Selbstmitgefühl primär im Rahmen einer geleiteten Imaginationsübung zur Regulation negativer Gefühle gefördert, in welcher sich die Teilnehmer ihr mitfühlendes Selbst vorstellen, welches ihnen in einer emotional belastenden Situation Anteilnahme entgegenbringt, sie tröstet, aufheitert und ermutigt.

Ein erster Hinweis für die Wirksamkeit des TEK zur Reduktion von Psychopathologie durch die Steigerung der effektiven Selbstunterstützung stammt aus einer randomisiert-kontrollieren Studie mit 246 stationären Patienten mit unterschiedlichen Diagnosen (Berking, Orth, Wupperman, Meier & Caspar, 2008). In dieser Studie konnte gezeigt werden, dass die Abnahme der Psychopathologie während der stationären kognitiv-verhaltenstherapeutischen Behandlung ergänzt um das TEK mit der Zunahme an Fertigkeiten in der mitfühlenden Selbstunterstützung zusammenhing (Berking et al., 2008).

8 Ausblick

Vor dem Hintergrund dessen, dass Mitgefühl eine evolutionär bedingte, biologisch verankerte, überlebensnotwendige kognitiv-affektiv-motivationale Reaktion ist, die eine adäquate Regulation von leidvollen Erfahrungen ermöglicht und damit ein Fundament für Weiterentwicklung und Wachstum darstellt, ist es eigentlich erstaunlich, dass eine gezielte Förderung von Mitgefühl erst in den letzten Jahren vermehrt Beachtung in der Psychotherapie gefunden hat. In Zukunft werden mitgefühlsorientierte Interventionen in der Psychotherapie jedoch vermutlich mehr an Bedeutung gewinnen. Dafür gibt es zwei Gründe. Zum einen ermöglicht Mitgefühl eine situationsangemessene Selbstregulation in leidvollen Situationen und Leid wird immer Teil unseres Lebens sein. Zum anderen weisen mitgefühlsorientierte Interventionen (im Vergleich zu bestehenden Verfahren) einige Besonderheiten auf. So erleichtert Mitgefühl das Akzeptieren von Unveränderlichem, egal ob es sich dabei um bestimmte Lebenssituationen, Gefühle oder aber Selbstanteile handelt, es ist auch gut bei stärker ausgeprägtem Leid einsetzbar, es erleichtert vermutlich die Anwendung kognitiver Techniken und es führt zu mehr emotionaler Unabhängigkeit bei einer gleichzeitigen Förderung kollektiven Denkens. Damit könnte es zur Weiterentwicklung bestehender Psychotherapien und einer Verbesserung der transdiagnostischen Behandlung von Patienten mit psychischen Problemen beitragen.

Vor diesem Hintergrund ist es wichtig, weiter Forschung im Bereich mitgefühlsorientierter Techniken zu betreiben. Auch wenn die Forschung im Bereich Mitgefühl in den letzten 15 Jahren rapide gewachsen ist, so sind trotzdem noch zahlreiche Fragen offen. Grundlegend fehlt es an einer klaren Definition von Mitgefühl und einem daran angelehnten Messinstrument, welches auf einer abgesicherten Faktorenstruktur basiert und Mitgefühl psychometrisch reliabel und valide erfasst. Darüber hinaus fehlt es im klinischen Bereich an experimentellen Studien sowie an randomisiert-kontrollierten Studien, die die Effektivität von mitgefühlsorientierten (Kurz-)Interventionen im Vergleich zu Wartebedingungen und anderen Interventionen untersuchen. In der experimentellen Forschung wurde Mitgefühl bisher nur bei depressiven Patienten untersucht (Diedrich et al., 2014). In der Interventionsforschung gibt es bisher nur eine randomisiert-kontrollierte Studie; diese fokussierte auf die Effektivität der CFT bei Patienten mit schizophreniformen Störungen (Braehler et al., 2013). Das heißt, es fehlt an kontrollierten Interventionsstudien sowohl im ambulanten als auch im stationären Setting bei unterschiedlichen Störungsbildern. Die Frage nach dem Einfluss des Settings auf die Effektivität mitgefühlsorientierter Interventionen ist insbesondere vor dem Hintergrund interessant, dass es erste Hinweise darauf gibt, dass Mitgefühl bei stärker negativen Stimmungszuständen besonders effektiv ist und man davon ausgehen kann, dass Patienten im stationären Setting stärker belastet sind (Diedrich et al., 2014). Auch die Effektivität mitgefühlsbasierter Interventionen bei Jugendlichen ist bisher nicht geklärt, sodass Studien in dem Bereich lohnenswert sein könnten. Darüber hinaus ist es sinnvoll, Studien durchzuführen, die personelle und situative Erfolgsfaktoren mitgefühlsorientierter Interventionen identifizieren. Zum Beispiel könnte man untersuchen, ob Patienten mit Defiziten im Akzeptieren von negativen Gefühlen, mit starken Vermeidungs-, Grübel- und/oder Sorgentendenzen sowie mit stark ausgeprägter Selbstkritik besonders von mitgefühlsorientierten Verfahren profitieren. Außerdem ist es von großer Bedeutung, zu erforschen, worüber sich die Effektivität mitgefühlsorientierter Verfahren erklären lässt. Erste Befunde deuten darauf hin, dass Mitgefühl zu einer besseren Toleranz von Leid führt (Diedrich, Burger et al., 2015; Finlay-Jones et al., 2015) und dass Mitgefühl die Selbstregulation (z. B. Adams & Leary, 2007; Sirois, 2015) verbessert. Hier fehlt es jedoch an experimentellen Studien, die Schlüsse über Kausalzusammenhänge zulassen. Darüber hinaus sollten weitere potenzielle Wirkfaktoren wie beispielsweise eine Reduktion von Selbstkritik, Vermeidung und/oder Grübeln, eine Erhöhung von Veränderungsmotivation sowie eine Reduktion von Versagensängsten in unterschiedlichen klinischen Stichproben untersucht werden (Diedrich, Hofmann et al., 2016). Außerdem ist es sinnvoll zu untersuchen, ob mitgefühlsorientierte Techniken neben der Effektivität von kognitiver Neubewertung auch die Effektivität von verhaltensbezogenen Interventionen, wie Aktivitätenaufbau oder Expositionen, erleichtern (Diedrich, Hofmann et al., 2016). Schließlich sollte im Rahmen von experimentellen und Dismantling-Studien geprüft werden, welche spezifischen Aspekte von Mitgefühl und welche spezifischen Interventionen mitgefühlsorientierter Ansätze besonders effektiv sind.

Wenn sich die Befundlage zu mitgefühlsorientierten Interventionen in Zukunft weiter festigen sollte, dann empfiehlt es sich, auch die Aus- und Fortbildung in mitgefühlsorientier Therapie weiter voranzutreiben. Eine Möglichkeit hierzu besteht darin, Workshops zu mitgefühlsorientierten Interventionen in das Curriculum der Ausbildung zum psychologischen Psychotherapeuten aufzunehmen, wenn dies noch nicht der Fall ist. Darüber hinaus könnten zu diesem Zweck vermehrt Weiterbildungsangebote in dem Bereich geschaffen werden. Das Einlesen in Fachliteratur sowie die Teilnahme an themenbezogenen Workshops ist die Voraussetzung für den adäquaten Einsatz mitgefühlsorientierter Interventionen. Darüber hinaus kann es hilfreich sein, Mitgefühl in den eigenen Alltag zu integrieren. Dies kann auf formelle oder informelle Art und Weise geschehen. Inwieweit Therapeuten, die selbst Mitgefühl praktizieren, mitgefühlsorientierte Interventionen tatsächlich besser anwenden können, ist noch nicht ausreichend erforscht worden. Man kann jedoch davon ausgehen, dass es der Therapie eher zuträglich ist, wenn der Therapeut selbst mitfühlend mit sich umgeht. Insgesamt erscheinen die Intensivierung an Aus- und Fortbildungsmöglichkeiten im Bereich mitgefühlsfokussierter Interventionen sowie die Förderung eigener Mitgefühlspraxis als sinnvolle Maßnahmen, damit Therapeuten mitgefühlsorientierte Interventionen zielgerichtet und effektiv in der Psychotherapie einsetzen können.

Weiterführende Literatur und Websites

Als weiterführende Literatur für Therapeuten und als Ratgeber für Patienten empfehle ich folgende Bücher:

Weiterführende Literatur für Therapeuten:

Germer, C. & Siegel, R. (2014). *Weisheit und Mitgefühl in der Psychotherapie: Achtsame Wege zur Vertiefung der therapeutischen Praxis*. Freiburg: Arbor Verlag.

Gilbert, P. (2011). *Wie wir Mitgefühl nutzen können, um Glück und Selbstakzeptanz zu entwickeln und es uns wohl sein zu lassen*. Freiburg: Arbor.

Gilbert, P. (2013a). *Compassion Focused Therapy*. Paderborn: Junfermann.

Singer, T. & Bolz, M. (Hrsg.). (2013). *Mitgefühl. In Alltag und Forschung*. Zugriff am 25.01.2016. Verfügbar unter: http://www.compassion-training.org/?lang=de&page=home

van den Brink, E. & Koster, F. (2013). *Mitfühlend leben. Mit Selbst-Mitgefühl und Achtsamkeit die seelische Gesundheit stärken. Mindfulness-Based Compassionate Living – MBCL*. München: Kösel.

Literatur für Interessierte und für Patienten:

Brähler, C. (2015). *Selbstmitgefühl entwickeln. Liebevoller werden mit sich selbst*. München: Scorpio.

Germer, C. (2013). *Der achtsame Weg zur Selbstliebe. Wie man sich von destruktiven Gedanken und Gefühlen befreit*. Freiburg: Arbor.

Neff, K. D. (2012). *Selbstmitgefühl: Wie wir uns mit unseren Schwächen versöhnen und uns selbst der beste Freund werden*. München: Kailash.

Weblinks:

Folgende Institute bieten Fortbildungsmöglichkeiten im Bereich mitgefühlsorientierter Interventionen an:

www.akademie-im-park.de (Fortbildung im MBCL-Programm)

www.arbor-seminare.de (Fortbildung im MSC-Programm)

www.awp-freiburg.de (Fortbildung in der CFT)

www.ezfa.eu (Workshops zu Mitgefühl und Selbstmitgefühl in der Psychotherapie)

www.institut-fuer-achtsamkeit.de (Fortbildung im MBCL-Programm)

Weitere Informationen zum Thema Mitgefühl, zu Workshops und Fortbildungsmöglichkeiten, weitere Literaturempfehlungen sowie Meditationsübungen zum Herunterladen finden Sie unter folgenden Websites:

www.selbstmitgefühl.de

www.self-compassion.org

www.mindfulselfcompassion.org

www.centerformsc.org

www.compassionatemind.co.uk

Literatur

Adams, C.E. & Leary, M.R. (2007). Promoting self-compassionate attitudes toward eating among restrictive and guilty eaters. *Journal of Social and Clinical Psychology, 26,* 1120–1144. http://doi.org/10.1521/jscp.2007.26.10.1120

Akin, A. (2010). Self-compassion and loneliness. *International Online Journal of Educational Sciences, 2,* 702–718.

Aldao, A. (2013). The future of emotion regulation research: capturing context. *Perspectives on Psychological Science, 8,* 155–172. http://doi.org/10.1177/1745691612459518

Aldao, A. & Nolen-Hoeksema, S. (2012). The influence of context on the implementation of adaptive emotion regulation strategies. *Behaviour Research and Therapy, 50,* 493–501. http://doi.org/10.1016/j.brat.2012.04.004

Arch, J.J., Brown, K.W., Dean, D.J., Landy, L.N., Brown, K.D. & Laudenslager, M.L. (2014). Self-compassion training modulates alpha-amylase, heart rate variability, and subjective responses to social evaluative threat in women. *Psychoneuroendocrinology, 42,* 49–58. http://doi.org/10.1016/j.psyneuen.2013.12.018

Armstrong, K. (2012). *Die Botschaft. Der Weg zu Frieden, Gerechtigkeit und Mitgefühl.* München: Pattloch.

Arntz, A. & Weertman, A. (1999). Treatment of childhood memories: theory and practice. *Behaviour Research and Therapy, 37,* 715–740. http://doi.org/10.1016/S0005-7967(98)00173-9

Baer, R.A. (2003). Mindfulness training as a clinical intervention: A conceptual and empirical review. *Clinical Psychology: Science and Practice, 10,* 125–143. http://doi.org/10.1093/clipsy.bpg015

Baer, R.A. (2010). *Assessing mindfulness & acceptance processes in clients: illuminating the theory & practice of change*. Oakland: New Harbinger Publications.

Baer, R.A., Lykins, E.L.B. & Peters, J.R. (2012). Mindfulness and self-compassion as predictors of psychological wellbeing in long-term meditators and matched nonmeditators. *Journal of Positive Psychology, 7,* 230–238. http://doi.org/10.1080/17439760.2012.674548

Barnard, L.K. & Curry, J.F. (2011). Self-compassion: Conceptualizations, correlates, & interventions. *Review of General Psychology, 15,* 289–303. http://doi.org/10.1037/a0025754

Bartels-Velthuis, A.A., Van der Ploeg, K., Schroevers, M.J. & Van den Brink, H. (2015). The effects of a mindfulness based compassionate living training on anxiety and depression in a heterogeneous sample of psychiatric outpatients: a pilot study. *European Psychiatry, 30,* 28–31. http://doi.org/10.1016/S0924-9338(15)30498-3

Baumeister, R.F., Bratslavsky, E., Finkenauer, C. & Vohs, K.D. (2001). Bad is stronger than good. *Review of General Psychology, 5,* 323–370. http://doi.org/10.1037/1089-2680.5.4.323

Baumeister, R.F., Heatherton, T.F. & Tice, D.M. (1993). When ego threats lead to self-regulation failure: Negative consequences of high self-esteem. *Journal of Personality and Social Psychology, 64,* 141–156. http://doi.org/10.1177/0146167206289408

Baumeister, R.F., Smart, L. & Boden, J.M. (1996). Relation of threatened egotism to violence and aggression: The dark side of high self-esteem. *Psychological Review, 103,* 5–33. http://doi.org/10.1037/0033-295X.103.1.5

Berking, M. (2010). *Training emotionaler Kompetenzen* (2. Aufl.). Berlin: Springer Verlag. http://doi.org/10.1007/978-3-642-05230-9

Berking, M., Orth, U., Wupperman, P., Meier, L.L. & Caspar, F. (2008). Prospective effects of emotion-regulation skills on emotional adjustment. *Journal of Counseling Psychology, 55,* 485–494. http://doi.org/10.1037/a0013589

Berking, M. & Whitley, B. (2014). *Affect regulation training*. New York: Springer.

Berry, K.A., Kowalski, K.C., Ferguson, L.J. & McHugh, T.L.F. (2010). An empirical phenomenology of young adult women exercisers' body self-compassion. *Qualitative Research in Sport and Exercise, 2,* 293–312. http://doi.org/10.1080/19398441.2010.517035

Bonanno, G.A., Papa, A., Lalande, K., Westphal, M. & Coifman, K. (2004). The importance of being flexible. The ability to both enhance and suppress emotional expression predicts long-term adjustment. *Psychological Science, 15,* 482–487. http://doi.org/10.1111/j.0956-7976.2004.00705.x

Bornemann, B. & Singer, T. (2013). Das ReSource-Modell des Mitgefühls: Eine kognitiv-neurowissenschaftliche Perspektive. In T. Singer & M. Bolz (Hrsg.), Mitgefühl. *In Alltag und Forschung* (S. 184–198). Zugriff am 26.01.2016. Verfügbar unter http://www.compassion-training.org/de/online/files/assets/basic-html/index.html#184

Bowlby, J. (1973). *Attachment and loss. Separation: Anxiety and anger* (Vol. 2). New York: Basic Books.

Brach, T. (2003). *Radical acceptance. Embracing your life with the heart of a Buddha*. New York: Bantam Dell.

Braehler, C., Gumley, A., Harper, J., Wallace, S., Norrie, J. & Gilbert, P. (2013). Exploring change processes in compassion focused therapy in psychosis: Results of a feasibility randomized controlled trial. *British Journal of Clinical Psychology, 52,* 199–214. http://doi.org/10.1111/bjc.12009

Braehler, C., Harper, J. & Gilbert, P. (2013). Compassion focused group therapy for recovery after psychosis. In C. Steel (Ed.), *Cognitive behaviour therapy for schizophrenia: Evidence based Interventions and future directions* (pp. 236–266). West-Sussex: Wiley. http://doi.org/10.1002/978111833029.ch12

Brähler, C. (2015). *Selbstmitgefühl entwickeln. Liebevoller werden mit sich selbst*. München: Scorpio.

Breines, J.G. & Chen, S. (2012). Self-compassion increases self-improvement motivation. *Personality & Social Psychology Bulletin, 3,* 1133–1143. http://doi.org/10.1177/0146167212445599

Breines, J.G., McInnis, C.M., Kuras, Y.I., Thoma, M.V., Gianferante, D., Hanlin, L. et al. (2015). Self-compassionate young adults show lower salivary alpha-amylase responses to repeated psychosocial stress. *Self and Identity, 14,* 390–402. http://doi.org/10.1080/15298868.2015.1005659

Breines, J.G., Thoma, M.V, Gianferante, D., Hanlin, L., Chen, X. & Rohleder, N. (2014). Self-compassion as a predictor of interleukin-6 response to acute psychosocial stress. *Brain, Behavior, and Immunity, 37,* 109–114. http://doi.org/10.1016/j.bbi.2013.11.006

Bryant, F.B. (2003). Savoring Beliefs Inventory (SBI): A scale for measuring beliefs about savoring. *Journal of Mental Health, 12,* 175–196. http://doi.org/10.1080/0963823031000103489

Canli, T., Congdon, E., Gutknecht, L., Constable, R.T. & Lesch, K.P. (2005). Amygdala responsiveness is modulated by tryptophan hydroxylase-2 gene variation. *Journal of Neural Transmission, 112,* 1479–1485. http://doi.org/10.1007/s00702-005-0391-4

Carter, C.S. (1998). Neuroendocrine perspectives on social attachment and love. *Psychoneuroendocrinology, 23,* 779–818. http://doi.org/10.1016/S0306-4530(98)00055-9

Chida, Y. & Steptoe, A. (2008). Positive psychological well-being and mortality: A quantitative review of prospective observational studies. *Psychosomatic Medicine, 70,* 741–756. http://doi.org/10.1097/PSY.0b013e31818105ba

Chiesa, A. & Serretti, A. (2011). Mindfulness based cognitive therapy for psychiatric disorders: a systematic review and meta-analysis. *Psychiatry Research, 187,* 441–453. http://doi.org/10.1016/j.psychres.2010.08.011

Comings, D.E. & Blum, K. (2000). Reward deficiency syndrome: genetic aspects of behavioral disorders. *Progress in Brain Research, 126,* 325–341. http://doi.org/10.1016/S0079-6123(00)26022-6

Cooley, C.H. (1902). *Human nature and the social order*. New York: Charles Scribner.

Crocker, J. & Canevello, A. (2008). Creating and undermining social support in communal relationships: The role of compassionate and self-image goals. *Journal of Personality and Social Psychology, 95,* 555–575. http://doi.org/10.1037/0022-3514.95.3.555

Crocker, J., Sommers, S.R. & Luhtanen, R.K. (2002). Hopes dashed and dreams fulfilled: Contingencies of self-worth and graduate school admissions. *Personality & Social Psychology Bulletin, 28,* 1275–1286. http://doi.org/10.1177/01461672022812012

Daniels, J. (2008). Secondary traumatization. *Psychotherapeut, 53,* 100–107. http://doi.org/10.1007/s00278-008-0585-y

Danner, D.D., Snowdon, D.A. & Friesen, W.V. (2001). Positive emotions in early life and longevity: findings from the nun study. *Journal of Personality and Social Psychology, 80,* 804–813. http://doi.org/10.1037/0022-3514.80.5.804

Darwin, C. (1859). *On the origin of species by means of natural selection*. London: John Murray.

Davis, M.H. & Franzoi, S.L. (1991). Stability and change in adolescent self-consciousness and empathy. *Journal of Research in Personality, 25,* 70–87. http://doi.org/10.1016/0092-6566(91)90006-C

Deci, E.L. & Ryan, R.M. (1995). Human autonomy: The basis for true self-esteem. In M.H. Kernis (Ed.), *Efficacy, agency, and self-esteem* (pp. 31–49). New York: Plenum.

Depue, R.A. & Morrone-Strupinsky, J.V. (2005). A neurobehavioral model of affiliative bonding: Implications for conceptualizing a human trait of affiliation. *Behavioral and Brain Sciences, 28,* 355–356. http://doi.org/10.1017/S0140525X05260065

Desbordes, G., Negi, L.T., Pace, T.W., Wallace, B.A., Raison, C.L. & Schwartz, E.L. (2012). Effects of mindful-attention and compassion meditation training on amygdala response to emotional stimuli in an ordinary, non-meditative state. *Frontiers in Human Neuroscience, 6,* 1–15. http://doi.org/10.3389/fnhum.2012.00292

Diedrich, A., Burger, J., Kirchner, M. & Berking, M. (2015). *Adaptive emotion regulation mediates the relationship between self-compassion and depression in individuals with unipolar depression.* Manuscript submitted for publication.

Diedrich, A., Grant, M., Hofmann, S.G., Hiller, W. & Berking, M. (2014). Self-compassion as an emotion regulation strategy in major depressive disorder. *Behavior Research and Therapy, 58,* 43–51. http://doi.org/10.1016/j.brat.2014.05.006

Diedrich, A., Hofmann, S.G., Cuijpers, P. & Berking, M. (2016). Self-compassion enhances the efficacy of cognitive reappraisal in individuals with major depressive disorder. *Behavior Research and Therapy, 82,* 1–10.

Dreher, J.-C., Kohn, P., Kolachana, B., Weinberger, D.R. & Berman, K.F. (2009). Variation in dopamine genes influences responsivity of the human reward system. *Proceedings of the National Academy of Sciences of the United States of America, 106,* 617–622. http://doi.org/10.1073/pnas.0805517106

Duden. Die deutsche Rechtschreibung (2014). *Mitgefühl* (Bd. 1., 26. Aufl.). Mannheim: Dudenverlag, Bibliographisches Institut & F.A. Brockhaus. Zugriff am 26.01.2016. Verfügbar unter http://www.duden.de/rechtschreibung/Mitgefuehl

Duden. Die deutsche Rechtschreibung (2014). S*elbstverliebt* (Bd. 1., 26. Aufl.). Mannheim: Dudenverlag, Bibliographisches Institut & F.A. Brockhaus. Zugriff am 26.01.2016. Verfügbar unter http://www.duden.de/rechtschreibung/selbstverliebt

Ehret, A.M., Joormann, J. & Berking, M. (2015). *Self-compassion is more effective than acceptance and reappraisal in decreasing depressed mood in currently and formerly depressed individuals*. Manuscript submitted for publication.

Ehring, T. & Watkins, E.R. (2008). Repetitive negative thinking as a transdiagnostic process. *International Journal of Cognitive Therapy, 1,* 192–205. http://doi.org/10.1521/ijct.2008.1.3.192

Ekman, P. & Gyatso, T. (2008). *Emotional awareness*. New York: Holt Paperbacks.

Ellis, A. (1993). *Grundlagen der Rational-Emotiven Verhaltenstherapie*. München: Pfeiffer.

Emmons, R.A. & McCullough, M.E. (2003). Counting blessings versus burdens: An experimental investigation of gratitude and subjective well-being. *Journal of Personality and Social Psychology, 84,* 377–389. http://doi.org/10.1037/0022-3514.84.2.377

Epel, E.S., Merkin, S.S., Cawthon, R., Blackburn, E.H., Adler, N.E., Pletcher, M.J. & Seeman, T.E. (2009). The rate of leukocyte telomere shortening predicts mortality from cardiovascular disease in elderly men. *Aging, 1,* 81–88. http://doi.org/10.18632/aging.100007

Falconer, C.J., King, J.A. & Brewin, C.R. (2015). Demonstrating mood repair with a situation-based measure of self-compassion and self-criticism. *Psychology and Psychotherapy: Theory, Research and Practice, 88,* 351–365. http://doi.org/10.1111/papt.12056

Figley, C.R. (1995). *Compassion fatigue: Coping with secondary traumatic stress disorder in those who treat the traumatized*. Philadelphia: Brunner/Mazel.

Finlay-Jones, A.L., Rees, C.S. & Kane, R.T. (2015). Self-compassion, emotion regulation and stress among Australian psychologists: Testing an emotion regulation model of self-compassion using structural equation modeling. *PloSone, 10,* e0133481. http://doi.org/10.1371/journal.pone.0133481.

Fiske, S.T., Cuddy, A.J.C., Glick, P. & Xu, J. (2002). A model of (often mixed) stereotype content: Competence and warmth respectively follow from perceived status and competition. *Journal of Personality and Social Psychology, 82,* 878–902. http://doi.org/10.1037/0022-3514.82.6.878

Fredrickson, B.L., Cohn, M.A., Coffey, K.A., Pek, J. & Finkel, S.M. (2008). Open hearts build lives: Positive emotions, induced through loving-kindness meditation, build consequential personal resources. *Journal of Personality and Social Psychology, 95,* 1045–1062. http://doi.org/10.1037/a0013262

Gale, C., Gilbert, P., Read, N. & Goss, K. (2014). An evaluation of the impact of introducing compassion focused therapy to a standard treatment programme for people with eating disorders. *Clinical Psychology & Psychotherapy, 21,* 1–12. http://doi.org/10.1002/cpp.1806

Germer, C. (2013). *Der achtsame Weg zur Selbstliebe. Wie man sich von destruktiven Gedanken und Gefühlen befreit* (4. Aufl.). Freiburg i.Br.: Arbor Verlag.

Germer, C.K. & Neff, K.D. (2013). Self-compassion in clinical practice. *Journal of Clinical Psychology, 69,* 856–867. http://doi.org/10.1002/jclp.22021

Gilbert, P. (1989). *Human nature and suffering*. Hove: Lawrence Erlbaum.

Gilbert, P. (2000). Social mentalities: Internal ‚social' conflicts and the role of inner warmth and compassion in cognitive therapy. In P. Gilbert & K.G. Bailey (Eds.), *Genes on the Couch: Explorations in Evolutionary Psychotherapy* (pp. 118–150). Hove: Routledge.

Gilbert, P. (2009a). Introducing compassion-focused therapy. *Advances in Psychiatric Treatment, 15,* 199–208. http://doi.org/10.1192/apt.bp.107.005264

Gilbert, P. (2009b). *The compassionate mind*. London: Constable.

Gilbert, P. (2010). *Compassion focused therapy: The CBT distinctive features series*. Hove: Routledge.

Gilbert, P. (2011). *Wie wir Mitgefühl nutzen können, um Glück und Selbstakzeptanz zu entwickeln und es uns wohl sein zu lassen*. Freiburg i.Br.: Arbor.

Gilbert, P. (2013a). *Compassion focused therapy*. Paderborn: Junfermann.

Gilbert, P. (2013b). Mitgefühlsfokussierte Therapie: Umgang mit aufkommenden Ängsten und Widerständen. In T. Singer & M. Bolz (Hrsg.), Mitgefühl. *In Alltag und Forschung* (S. 68–83). Zugriff am 26.01.2016. Verfügbar unter http://www.compassion-training.org/de/online/files/assets/basic-html/index.html#68

Gilbert, P., Clarke, M., Hempel, S., Miles, J.N.V. & Irons, C. (2004). Criticizing and reassuring oneself: An exploration of forms, styles and reasons in female students. *British Journal of Clinical Psychology, 43,* 31–50. http://doi.org/10.1348/014466504772812959

Gilbert, P. & Procter, S. (2006). Compassionate-mind training for people with high shame and self-criticism: Overview and pilot study of a group therapy approach. *Clinical Psychology and Psychotherapy, 13,* 353–379. http://doi.org/10.1002/cpp

Gillath, O., Shaver, P.R. & Mikulincer, M. (2005). An attachment-theoretical approach to compassion and altruism. In P. Gilbert (Ed.), *Compassion: Conceptualisations, research and use in psychotherapy* (pp. 121–147). London: Routledge.

Goetz, J.L., Keltner, D. & Simon-Thomas, E. (2010). Compassion: An evolutionary analysis and empirical review. *Psychological Bulletin, 136,* 351–374. http://doi.org/10.1037/a0018807

Gottman, J. (1999). *The marriage clinic: A scientifically based marital therapy*. New York: Norton Press.

Gottman, J., Coan, J., Carrere, S. & Swanson, C. (1998). Predicting marital happiness and stability from newlywed interactions. *Journal of Marriage and the Family, 60,* 5–22. http://doi.org/10.2307/353438

Grant, J.A. (2013). Mit Schmerzen leben: Erörterungen zur meditationsgestützten Analgesie. In T. Singer & M. Bolz (Hrsg.), Mitgefühl. *In Alltag und Forschung* (S. 262–280). Zugriff am 26.01.2016. Verfügbar unter http://www.compassion-training.org/de/online/files/assets/basic-html/index.html#262

Grawe, K. (1998). *Psychologische Therapie*. Göttingen: Hogrefe.

Greenberg, L.S. (2002). *Emotion-focused therapy: Coaching clients to work through their feelings*. Washington: American Psychological Association. http://doi.org/10.1037/10447-000

Grossman, P. (2013). Güte und Mitgefühl als Kernbestandteile von Achtsamkeit: Das Wissbare in besonderer Weise erfahren. In T. Singer & M. Bolz (Hrsg.), Mitgefühl. *In Alltag und Forschung.* (S. 200–126). Zugriff am 26.01.2016. Verfügbar unter http://www.compassion-training.org/de/online/files/assets/basic-html/index.html#200

Grossman, P., Niemann, L., Schmidt, S. & Walach, H. (2004). Mindfulness-based stress reduction and health benefits. A meta-analysis. *Journal of Psychosomatic Research, 57,* 35–43. http://doi.org/10.1016/S0022-3999(03)00573-7

Gumley, A., Braehler, C., Laithwaite, H., MacBeth, A. & Gilbert, P. (2010). A compassion focused model of recovery after psychosis. *International Journal of Cognitive Therapy, 3,* 186–201. http://doi.org/10.1521/ijct.2010.3.2.186

Gyatso, T. & Dzin-Rgya-Mtsho, B. (2002). *Essence of the heart Sutra: The Dalai Lama's heart of wisdom teachings*. Boston: Wisdom Publications.

Hangartner, D. (2013). Menschliches Leid und die Vier Unermesslichen: Eine buddhistische Perspektive auf Mitgefühl. In T. Singer & M. Bolz (Hrsg.), Mitgefühl. *In Alltag und Forschung* (S. 156–168). Zugriff am 26.01.2016. Verfügbar unter http://www.compassion-training.org/de/online/files/assets/basic-html/index.html#156

Hanson, R. & Mendius, R. (2010). *Das Gehirn eines Buddha. Die angewandte Neurowissenschaft von Glück, Liebe und Weisheit.* Freiburg i.Br.: Arbor.

Harlow, H.F. (1958). The nature of love. *American Psychologist, 13,* 673–685. http://doi.org/10.1037/h0047884

Harrer, M.E. (2013). *Burnout und Achtsamkeit.* Stuttgart: Klett-Cotta.

Hayes, S.C., Follette, V.M. & Linehan, M. (2004). *Mindfulness and acceptance: Expanding the cognitive-behavioral tradition.* New York: Guilford Press.

Hayes, S.C., Strosahl, K.D. & Wilson, K.G. (1999). *Acceptance and commitment therapy: An experiential approach to behavior change.* New York: Guilford Press.

Hinton, D.E., Ojserkis, R.A., Jalal, B., Peou, S. & Hofmann, S.G. (2013). Loving-kindness in the treatment of traumatized refugees and minority groups: A typology of mindfulness and the nodal network model of affect and affect regulation. *Journal of Clinical Psychology, 69,* 817–828. http://doi.org/10.1002/jclp.22017

Hofmann, S. G., Grossman, P. & Hinton, D. E. (2011). Loving-kindness and compassion meditation: potential for psychological interventions. *Clinical Psychology Review, 31,* 1126–1132. http://doi.org/10.1016/j.cpr.2011.07.003

Hogan, R. (1969). Development of an empathy scale. *Journal of Consulting and Clinical Psychology, 33,* 307–316. http://doi.org/10.1037/h0027580

Hoge, E. A., Chen, M. M., Orr, E., Metcalf, C. A., Fischer, L. E., Pollack, M. H. et al. (2013). Loving-kindness meditation practice associated with longer telomeres in women. *Brain, Behavior, and Immunity, 32,* 159–163. http://doi.org/10.1016/j.bbi.2013.04.005

Hoge, E. A., Hölzel, B. K., Marques, L., Metcalf, C. A., Brach, N., Lazar, S. W. & Simon, N. M. (2013). Mindfulness and self-compassion in generalized anxiety disorder: examining predictors of disability. *Evidence-Based Complementary and Alternative Medicine: eCAM,* 1–8. http://doi.org/10.1155/2013/576258

Hollis-Walker, L. & Colosimo, K. (2011). Mindfulness, self-compassion, and happiness in non-meditators: A theoretical and empirical examination. *Personality and Individual Differences, 50,* 222–227. http://doi.org/10.1016/j.paid.2010.09.033

Holt-Lunstad, J., Smith, T. B. & Layton, J. B. (2010). Social relationships and mortality risk: A meta-analytic review. *PLoS Medicine, 7,* 859. http://doi.org/10.1371/journal.pmed.1000316

Hupfeld, J. & Ruffieux, N. (2011). Validierung einer deutschen Version der Self-Compassion Scale (SCS-D). *Zeitschrift Für Klinische Psychologie und Psychotherapie, 40,* 115–123. http://doi.org/10.1026/1616-3443/a000088

Hutcherson, C. A., Seppala, E. M. & Gross, J. J. (2008). Loving-kindness meditation increases social connectedness. *Emotion, 8,* 720–724. http://doi.org/10.1037/a0013237

Iksender, M. (2009). The relationship between self-compassion, self-efficacy, and control belief about learning in Turkish university students. *Social Behavior and Personality: An International Journal, 37,* 711–720. http://doi.org/10.2224/sbp.2009.37.5.711

Ivey, A. E. & Ivey, M. B. (2003). *International interviewing and counselling: Facilitating client change in a multicultural society.* Pacific Grove: Brooks/Cole.

Jacobs, T. L., Epel, E. S., Lin, J., Blackburn, E. H., Wolkowitz, O. M., Bridwell, D. A. et al. (2011). Intensive meditation training, immune cell telomerase activity, and psychological mediators. *Psychoneuroendocrinology, 36,* 664–681. http://doi.org/10.1016/j.psyneuen.2010.09.010

James, W. (1890). *Principles of psychology.* Chicago: Encyclopedia Britannica. http://doi.org/10.1037/11059-000

Jazaieri, H., Jinpa, G. T., McGonigal, K., Rosenberg, E. L., Finkelstein, J., Simon-Thomas, E. & Goldin, P. R. (2013). Enhancing compassion: a randomized controlled trial of a compassion cultivation training program. *Journal of Happiness Studies, 14,* 1113–1126. http://doi.org/10.1007/s10902-012-9373-z

Jazaieri, H., McGonigal, K., Jinpa, T., Doty, J. R., Gross, J. J. & Goldin, P. R. (2014). A randomized controlled trial of compassion cultivation training: Effects on mindfulness, affect, and emotion regulation. *Motivation and Emotion, 38,* 23–35. http://doi.org/10.1007/s11031-013-9368-z

Jinpa Langri, T. & Weiss, L. (2013). Compassion Cultivation-Training (CCT). In T. Singer & M. Boltz (Hrsg.), Mitgefühl. *In Alltag und Forschung* (S. 458–470). Zugriff am 26.01.2016. Verfügbar unter http://www.compassion-training.org/de/online/files/assets/basic-html/index.html#458

Kabat-Zinn, J. (1982). An outpatient program in behavioral medicine for chronic pain patients based on the practice of mindfulness meditation: Theoretical considerations and preliminary results. *General hospital psychiatry, 4,* 33–47.

Kabat-Zinn, J. (1990). *Full catastrophe living: The program of the stress reduction clinic at the University of Massachusetts Medical Center.* New York: Delta.

Kabat-Zinn, J. (1994). *Wherever you go, there you are: Mindfulness meditation in everyday life.* New York: Hyperion.

Kabat-Zinn, J. (2003). Mindfulness-based interventions in context: Past, present, and future. *Clinical Psychology: Science and Practice, 10,* 144–156. http://doi.org/10.1093/clipsy/bpg016

Kelly, A. C., Carter, J. C., Zuroff, D. C. & Borairi, S. (2013). Self-compassion and fear of self-compassion interact to predict response to eating disorders treatment: A preliminary investigation. *Psychotherapy Research, 23,* 252–264. http://doi.org/10.1080/10503307.2012.717310

Kelly, A. C., Zuroff, D. C., Foa, C. L. & Gilbert, P. (2010). Who benefits from training in self-compassionate self-regulation? A study of smoking reduction. *Journal of Social and Clinical Psychology, 29,* 727–755. http://doi.org/ 10.1521/jscp.2010.29.7.727

Kelly, A. C., Zuroff, D. C. & Shapira, L. B. (2009). Soothing oneself and resisting self-attacks: The treatment of two intrapersonal deficits in depression vulnerability. *Cognitive Therapy and Research, 33,* 301–313. http://doi.org/10.1007/s10608-008-9202-1

Kernis, M. H. (2003). Toward a conceptualization of optimal self-esteem. *Psychological Inquiry, 14,* 1–26. http://doi.org/10.1207/S1 5327965PLI1401_01

Kerzin, B. (2013). Alternative Wege zur Kultivierung von Mitgefühl: Großzügigkeit, Vergebung und Geduld. In T. Singer & M. Bolz (Hrsg.), Mitgefühl. *In Alltag und Forschung* (S. 84–99). Zugriff am 26. 01. 2016. Verfügbar unter http://www.compassion-training.org/de/online/files/assets/basic-html/index.html#84

Kirchner, M., Diedrich, A., Kowalsky, J., Hofmann, S. G. & Berking, M. (2016). *Deficits in utilizing positive affect in major depressive disorder: An experimental investigation.* Manuscript submitted for publication.

Klimecki, O. M., Leiberg, S., Lamm, C. & Singer, T. (2013). Functional neural plasticity and associated changes in positive affect after compassion training. *Cerebral Cortex, 23,* 1552–1561. http://doi.org/10.1093/cercor/bhs142

Klimecki, O. M., Leiberg, S., Ricard, M. & Singer, T. (2014). Differential pattern of functional brain plasticity after compassion and empathy training. *Social Cognitive and Affective Neuroscience, 9,* 873–879. http://doi.org/10.1093/scan/nst060

Klimecki, O. M., Ricard, M. & Singer, T. (2013). Empathie versus Mitgefühl. Erkenntnisse aus der Forschung mit Erster-Person und Dritter-Person-Methode. In T. Singer & M. Bolz (Hrsg.), Mitgefühl. *In Alltag und Forschung* (S. 282–297). Zugriff am 26. 01. 2016. Verfügbar unter http://www.compassion-training.org/de/online/files/assets/basic-html/index.html#282

Kohut, H. (1971). *The analysis of the self: A systematic approach to the psychoanalytic treatment of narcissistic personality disorders.* New York: International Universities Press.

Kok, B. E. (2013). Die Wissenschaft der subjektiven Erfahrung: Positive Emotionen und soziale Nähe wirken sich auf autonome Funktionen aus. In T. Singer & M. Bolz (Hrsg.), Mitgefühl. *In Alltag und Forschung* (S. 326–336). Zugriff am 26. 01. 2016. Verfügbar unter http://www.compassion-training.org/de/online/files/assets/basic-html/index.html#326

Korn, O. (2015). Metakognitive Therapie. In M. Linden & M. Hautzinger (Hrsg.), *Verhaltenstherapiemanual* (S. 373–377). Heidelberg: Springer. http://doi.org/10.1007/978-3-642-55210-6_76

Krieger, T., Altenstein, D., Baettig, I., Doerig, N. & Holtforth, M. G. (2013). Self-compassion in depression: associations with depressive symptoms, rumination, and avoidance in depressed outpatients. *Behavior Therapy, 44,* 501–513. http://doi.org/10.1016/j.beth.2013.04.004

Kuyken, W., Watkins, E., Holden, E., White, K., Taylor, R. S., Byford, S. et al. (2010). How does mindfulness-based cognitive therapy work? *Behaviour Research and Therapy, 48,* 1105–1112. http://doi.org/10.1016/j.brat.2010.08.003

Laithwaite, H., O'Hanlon, M., Collins, P., Doyle, P., Abraham, L., Porter, S. & Gumley, A. (2009). Recovery after psychosis (RAP): a compassion focused programme for individuals residing in high security settings. *Behavioural and Cognitive Psychotherapy, 37,* 511–526. http://doi.org/10.1017/S1 352465809990233

Lamm, C., Decety, J. & Singer, T. (2011). Meta-analytic evidence for common and distinct neural networks associated with directly experienced pain and empathy for pain. *NeuroImage, 54,* 2492–2502. http://doi.org/10.1016/j.neuroimage.2010.10.014

Leahy, R. L. (2001). *Overcoming resistance in cognitive therapy*. New York: Guilford Press.

Leary, M. R., Tate, E. B., Adams, C. E., Allen, A. B. & Hancock, J. (2007). Self-compassion and reactions to unpleasant self-relevant events: the implications of treating oneself kindly. *Journal of Personality and Social Psychology, 92,* 887–904. http://doi.org/10.1037/0022-3514.92.5.887

Leaviss, J. & Uttley, L. (2015). Psychotherapeutic benefits of compassion-focused therapy: an early systematic review. *Psychological Medicine, 45,* 927–945. http://doi.org/10.1017/S003329171 4002141

LeDoux, J. (1998). *The emotional brain*. London: Weidenfeld & Nicolson.

Lee, D. A. (2005). The perfect nurturer: A model to develop a compassionate mind within the context of cognitive therapy. In P. Gilbert (Ed.), *Compassion: Conceptualisations, research and use in psychotherapy* (pp. 326–351). New York: Routledge.

Leibing, E., Hiller, W. & Sulz, S. K. (2003). *Lehrbuch der Psychotherapie. Bd. III: Verhaltenstherapie*. München: Cip-Medien.

Leung, M.-K., Chan, C. C. H., Yin, J., Lee, C.-F., So, K.-F. & Lee, T. M. C. (2012). Increased gray matter volume in the right angular and posterior parahippocampal gyri in loving-kindness meditators. *Social Cognitive and Affective Neuroscience, 8,* 34–39. http://doi.org/10.1093/scan/nss076

Levenson, R. & Ruef, A. M. (1992). Empathy: A physiological substrate. *Journal of Personality and Social Psychology, 63,* 234–246. http://doi.org/10.1037/0022-3514.63.2.234

Lincoln, T. M., Hohenhaus, F. & Hartmann, M. (2013). Can paranoid thoughts be reduced by targeting negative emotions and self-esteem? An experimental investigation of a brief compassion-focused intervention. *Cognitive Therapy and Research, 37,* 390–402. http://doi.org/10.10 07/s10608-012-9470-7

Linehan, M. (2006). *Dialektisch-Behaviorale Therapie der Borderline-Persönlichkeitsstörung*. München: Cip-Medien.

Liotti, G. & Prunetti, E. (2010). Metacognitive deficits in trauma-related disorders: Contingent on interpersonal motivational contexts? In G. Dimaggio & P. H. Lysaker (Eds.), *Metacognitive and severe adult mental disorders* (pp. 196–214). London: Routledge.

Lowens, I. (2010). Compassion focused therapy for people with bipolar disorder. *International Journal of Cognitive Therapy, 3,* 172–185. http://doi.org/10.1521/ijct.2010.3.2.172

Lucre, K. M. & Corten, N. (2013). An exploration of group compassion-focused therapy for personality disorder. *Psychology and Psychotherapy, 86,* 387–400. http://doi.org/10.1111/j.2044-8341.2012.02068.x

Lutz, A., Brefczynski-Lewis, J., Johnstone, T. & Davidson, R. J. (2008). Regulation of the neural circuitry of emotion by compassion meditation: effects of meditative expertise. *PloSone, 3,* e1897. http://doi.org/10.1371/journal.pone.0001897

Lutz, A., Greischar, L. L., Rawlings, N. B., Ricard, M. & Davidson, R. J. (2004). Long-term meditators self-induce high-amplitude gamma synchrony during mental practice. *Proceedings of the National Academy of Sciences of the United States of America, 101,* 16369–16373. http://doi.org/10.1073/pnas.0407401101

Lutz, R. (2002). Kleine Schule des Genießens. *Psychotherapie Im Dialog, 3,* 179–183. http://doi.org/10.1055/s-2002-32456

MacBeth, A. & Gumley, A. (2012). Exploring compassion: a meta-analysis of the association between self-compassion and psychopathology. *Clinical Psychology Review, 32,* 545–552. http://doi.org/10.1016/j.cpr.2012.06.003

MacLean, P. D. (1990). *The triune brain in evolution: Role in paleocerebral functions*. New York: Springer.

Magnus, C. M., Kowalski, K. C. & McHugh, T. L. F. (2010). The role of self-compassion in women's self-determined motives to exercise and exercise-related outcomes. *Self and Identity, 9,* 363–382. http://doi.org/10.1080/15298860903135073

Mascaro, J. S., Pace, T. W. W. & Raison, C. L. (2013). Achten Sie auf Ihre Hormone! Die Endokrinologie des Mitgefühls. In T. Singer & M. Bolz (Hrsg.), Mitgefühl. *In Alltag und Forschung* (S. 240–261). Zugriff am 26. 01. 2016. Verfügbar unter http://www.compassion-training.org/de/online/files/assets/basic-html/index.html#240

Mascaro, J. S., Rilling, J. K., Negi, L. & Raison, C. L. (2012). Compassion meditation enhances empathic accuracy and related neural activity. *Social Cognitive and Affective Neuroscience, 8,* 48–55. http://doi.org/10.1093/scan/nss095

Maslow, A. H. (1968). *Toward a psychology of being*. New York: D. Van Nostrand Company.

Maslow, A. H. (1974). Creativity in self-actualizing people. In T. M. Covin (Ed.), *Readings in human development – a humanistic approach* (pp. 107–117). New York: MSS.

Mayhew, S. L. & Gilbert, P. (2008). Compassionate-mind training with people who hear malevolent voices: A case series report. *Clinical Psychology and Psychotherapy, 15,* 113–138. http://doi.org/10.1002/cpp

Meevissen, Y. M. C., Peters, M. L. & Alberts, H. J. E. M. (2011). Become more optimistic by imagining a best possible self: effects of a two week intervention. *Journal of Behavior Therapy and Experimental Psychiatry, 42,* 371–378. http://doi.org/10.1016/j.jbtep.2011.02.012

Michalak, J., Heidenreich, T. & Williams, J. M. G. (2012). *Achtsamkeit.* Göttingen: Hogrefe.

Mikulincer, M. & Shaver, P. R. (2007). *Attachment in adulthood: Structure, dynamics, and change*. New York: Guilford Press.

Moore, P. (2008). Introducing mindfulness to clinical psychologists in training: an experiential course of brief exercises. *Journal of Clinical Psychology in Medical Settings, 15,* 331–337. http://doi.org/10.1007/s10880-008-9134-7

Mosewich, A. D., Kowalski, K. C., Sabiston, C. M., Sedgwick, W. A. & Tracy, J. L. (2011). Self-compassion: A potential resource for young women athletes. *Journal of Sport & Exercise Psychology, 33,* 103–123.

Munafò, M. R., Brown, S. M. & Hariri, A. R. (2008). Serotonin transporter (5-HTTLPR) genotype and amygdala activation: a meta-analysis. *Biological Psychiatry, 63,* 852–857. http://doi.org/10.1016/j.biopsych.2007.08.016

Neely, M. E., Schallert, D. L., Mohammed, S. S., Roberts, R. M. & Chen, Y.-J. (2009). Self-kindness when facing stress: The role of self-compassion, goal regulation, and support in college students' well-being. *Motivation and Emotion, 33,* 88–97. http://doi.org/10.1007/s11031-008-9119-8

Neff, K. D. (2003a). Self-compassion : An alternative conceptualization of a healthy attitude toward oneself. *Self and Identity, 2,* 85–101. http://doi.org/10.1080/15298860390129863

Neff, K. D. (2003b). The development and validation of a scale to measure self-compassion. *Self and Identity, 2,* 223–250. http://doi.org/10.1080/15298860390209035

Neff, K. D. (2006, August). *The role of self-compassion in healthy relationship interactions.* Paper presented at the 114th annual meeting of the American Psychological Association in New Orleans, LA.

Neff, K. D. (2011). *Self-Compassion – stop beating yourself up and leave insecurity behind.* London: Hodder & Stoughton Ltd.

Neff, K. D. & Beretvas, S. N. (2013). The role of self-compassion in romantic relationships. *Self and Identity, 12,* 78–98. http://doi.org/10.1080/15298868.2011.639548

Neff, K.D. & Germer, C.K. (2013a). A pilot study and randomized controlled trial of the mindful self-compassion program. *Journal of Clinical Psychology, 69,* 28–44. http://doi.org/10.1002/jclp.21923

Neff, K. & Germer, C. (2013b). Freundlich zu sich selbst sein. Die Wissenschaft des Selbstmitgefühls. In T. Singer & M. Bolz (Hrsg.), Mitgefühl. *In Alltag und Forschung* (S. 300–324). Zugriff am 26.01.2016. Verfügbar unter http://www.compassion-training.org/de/online/files/assets/basic-html/index.html#300

Neff, K.D., Hsieh, Y.-P. & Dejitterat, K. (2005). Self-compassion, achievement goals, and coping with academic failure. *Self and Identity, 4,* 263–287. http://doi.org/10.1080/13576500444000317

Neff, K.D., Kirkpatrick, K.L. & Rude, S.S. (2007). Self-compassion and adaptive psychological functioning. *Journal of Research in Personality, 41,* 139–154. http://doi.org/10.1016/j.jrp.2006.03.004

Neff, K.D. & McGeehee, P. (2010). Self-compassion and psychological resilience among adolescents and young adults. *Self and Identity, 9,* 225–240. http://doi.org/10.1080/15298860902979307

Neff, K.D., Pisitsungkagarn, K. & Hsieh, Y.-P. (2008). Self-compassion and self-construal in the United States, Thailand, and Taiwan. *Journal of Cross-Cultural Psychology, 39,* 267–285. http://doi.org/10.1177/0022022108314544

Neff, K.D. & Pommier, E.A. (2013). The relationship between self-compassion and other-focused concern among college undergraduates, community adults, and practicing meditators. *Self and Identity, 12,* 160–176. http://doi.org/10.1080/15298868.2011.649546

Neff, K.D., Rude, S.S. & Kirkpatrick, K.L. (2007). An examination of self-compassion in relation to positive psychological functioning and personality traits. *Journal of Research in Personality, 41,* 908–916. http://doi.org/10.1016/j.jrp.2006.08.002

Neff, K.D. & Vonk, R. (2009). Self-compassion versus global self-esteem: two different ways of relating to oneself. *Journal of Personality, 77,* 23–50. http://doi.org/10.1111/j.1467-6494.2008.00537.x

Nye, N.S. (2008). *Honeybee: Poems & short prose*. New York: HarperCollins.

Orzech, K.M., Shapiro, S.L., Brown, K.W. & McKay, M. (2009). Intensive mindfulness training-related changes in cognitive and emotional experience. *Journal of Positive Psychology, 4,* 212–222. http://doi.org/10.1080/17439760902819394

Ozawa-de Silva, B. & Negi, G.L.T. (2013). Cognitively-Based Compassion Training (CBCT): Protokoll und Schlüsselkonzepte. In T. Singer & M. Bolz (Hrsg.), Mitgefühl. *In Alltag und Forschung* (S. 434–457). Zugriff am 26.01.2016. Verfügbar unter http://www.compassion-training.org/de/online/files/assets/basic-html/index.html#434

Pace, T.W.W., Negi, L.T., Adame, D.D., Cole, S.P., Sivilli, T.I., Brown, T.D. et al. (2009). Effect of compassion meditation on neuroendocrine, innate immune and behavioral responses to psychosocial stress. *Psychoneuroendocrinology, 34,* 87–98. http://doi.org/10.1016/j.psyneuen.2008.08.011

Pace, T.W.W., Negi, L.T., Dodson-Lavelle, B., Ozawa-de Silva, B., Reddy, S.D., Cole, S.P. et al. (2012). Engagement with cognitively-based compassion training is associated with reduced salivary C-reactive protein and cortisol from before to after training in foster care program adolescents. *Brain, Behavior, and Immunity, 26,* 294–299. http://doi.org/10.1016/j.bbi.2012.07.179

Panksepp, J. (1998). *Affective Neuroscience*. New York: Oxford University Press.

Pepping, C.A., Davis, P.J., O'Donovan, A. & Pal, J. (2015). Individual differences in self-compassion: The role of attachment and experiences of parenting in childhood. *Self and Identity, 14,* 104–117. http://doi.org/10.1080/15298868.2014.955050

Piet, J. & Hougaard, E. (2011). The effect of mindfulness-based cognitive therapy for prevention of relapse in recurrent major depressive disorder: a systematic review and meta-analysis. *Clinical Psychology Review, 31,* 1032–1040. http://doi.org/10.1016/j.cpr.2011.05.002

Pommier, E.A. (2010). *The compassion scale.* Dissertation thesis, University of Texas, Austin,.

Potreck-Rose, F. (2008). *Von der Freude, den Selbstwert zu stärken* (4. Aufl.). Stuttgart: Klett-Cotta.

Potreck-Rose, F. & Jacob, G. (2007). *Selbstzuwendung, Selbstakzeptanz, Selbstvertrauen: Psychotherapeutische Interventionen zum Aufbau von Selbstwertgefühl.* Stuttgart: Klett-Cotta.

Raes, F. (2010). Rumination and worry as mediators of the relationship between self-compassion and depression and anxiety. *Personality and Individual Differences, 48,* 757–761. http://doi.org/10.1016/j.paid.2010.01.023

Raes, F., Pommier, E., Neff, K.D. & Van Gucht, D. (2011). Construction and factorial validation of a short form of the self-compassion scale. *Clinical Psychology & Psychotherapy, 18,* 250–255. http://doi.org/10.1002/cpp.702

Reddemann, L. (2004). *Eine Reise von 1000 Meilen beginnt mit dem ersten Schritt: seelische Kräfte entwickeln und fördern.* Freiburg: Herder.

Reddemann, L. (2014). *Psychodynamisch Imaginative Traumatherapie: PITT®-Das Manual. Ein resilienzorientierter Ansatz in der Psychotraumatologie.* Stuttgart: Klett-Cotta.

Reddemann, L. & Dehner-Rau, C. (2008). *Trauma: Folgen erkennen, überwinden und an ihnen wachsen. Ein Übungsbuch für Körper und Seele.* Stuttgart: Thieme.

Reddy, S.D., Negi, L.T., Dodson-Lavelle, B. Ozawa-de Silva, B., Pace, T.W., Cole, S.P. et al. (2012). Cognitive-Based Compassion Training: a promising prevention strategy for at-risk adolescents. *Journal of Child and Family Studies, 22,* 219–230. http://doi.org/10.1007/s10826-012-9571-7

Rein, G., Atkinson, M. & McCraty, R. (1995). The physiological and psychological effects of compassion and anger. *Journal of Advancement in Medicine, 8,* 87–105.

Rendon, K.P. (2007). *Understanding alcohol use in college students: A study of mindfulness, self-compassion, and psychological symptoms.* Dissertation thesis, University of Texas, Austin.

Rockliff, H., Gilbert, P., McEwan, K., Lightman, S. & Glover, D. (2008). A pilot exploration of heart rate variability and salivary cortisol responses to compassion-focused imagery. *Journal of Clinical Neuropsychiatry, 5,* 132–139.

Rogers, C.R. (1961). *On becoming a person: A therapist's view of psychotherapy.* London: Constable.

Rosen, J.B. & Schulkin, J. (1998). From normal fear to pathological anxiety. *Psychological Bulletin, 105,* 325–350. http://doi.org/10.1037/0033-295X.105.2.325

Rosenberg, E.L. & Cullen, M. (2013). Der Umgang mit Emotionen im Mitgefühlstraining. Praktische Werkzeuge für Lehrer. In T. Singer & M. Bolz (Hrsg.), Mitgefühl. *In Alltag und Forschung* (S. 100–111). Zugriff am 26.01.2016. Verfügbar unter http://www.compassion-training.org/de/online/files/assets/basic-html/index.html#100

Rosenberg, M. (2003). *Non-violent communication. A language of life.* Encinitas: PuddleDancer Press.

Sahdra, B.K., MacLean, K.A., Ferrer, E., Shaver, P.R., Rosenberg, E.L., Jacobs, T.L. et al. (2011). Enhanced response inhibition during intensive meditation training predicts improvements in self-reported adaptive socioemotional functioning. *Emotion, 11,* 299–312. http://doi.org/10.1037/a0022764

Salzberg, S. (1995). *Loving-Kindness: The revolutionary art of happiness.* Boston: Shambala.

Segal, Z.V., Williams, J.M.G. & Teasdale, J.D. (2002). *Mindfulness-based cognitive therapy for depression: A new approach to relapse prevention.* New York: Guilford Press.

Seligman, M.E. (2002). *Authentic happiness: Using the new positive psychology to realize your potential for lasing fulfillment.* New York: Free Press.

Shapiro, S.L., Astin, J.A., Bishop, S.R. & Cordova, M. (2005). Mindfulness-based stress reduction for health care professionals: Results from a randomized trial. *International Journal of Stress Management, 12,* 164–176. http://doi.org/10.1037/1072-5245.12.2.164

Shapiro, S.L., Brown, K.W. & Biegel, G.M. (2007). Teaching self-care to caregivers: Effects of mindfulness-based stress reduction on the mental health of therapists in training. *Training and Education in Professional Psychology, 1,* 105–115. http://doi.org/10.1037/1931-3918.1.2.105

Singer, T. (2013, 26. September). Wie man dank Mitgefühl glücklich wird. Interview mit Norbert Lossau. *DIE WELT.* Zugriff am 19.01.2016. Verfügbar unter http://www.welt.de/gesundheit/psychologie/article120425193/Wie-man-dank-Mitgefuehl-gluecklich-wird.html

Singer, T. & Bolz, M. (2013). Mitgefühl. *In Alltag und Forschung* [eBook]. Zugriff am 26.01.2016. Verfügbar unter http://www.compassion-training.org/?lang=de&page=movie

Sirois, F.M. (2015). A self-regulation resource model of self-compassion and health behavior intentions in emerging adults. *Preventive Medicine Reports, 2,* 218–222. http://doi.org/10.1016/j.pmedr.2015.03.006

Spikins, P.A., Rutherford, H.E. & Needham, A.E. (2010). From homininity to humanity: Compassion from the earliest archaics to modern humans. *Time and Mind: The Journal of Archaeology, Consciousness and Culture, 3,* 303–325. http://doi.org/10.2752/175169610X12754030955977

Sprecher, S. & Fehr, B. (2005). Compassionate love for close others and humanity. *Journal of Social and Personal Relationships, 22,* 629–651. http://doi.org/10.1177/0265407505056439

Stangier, U., Clark, D.M. & Ehlers, A. (2006). *Soziale Phobie*. Göttingen: Hogrefe.

Stavemann, H.H. (2008). *KVT-Praxis, Strategien und Leitfäden für die Kognitive Verhaltenstherapie*. Weinheim: Beltz.

Swanepoel, C.R. (2009). *A correlation study of self-compassion, self-forgiveness and eating disorder behaviour among university females.* Dissertation thesis, University of Texas, Austin. Retrieved January 26, 2016, from http://dspace.nwu.ac.za/bitstream/handle/10394/8310/Swanepoel_CR.pdf?sequence=1

Terry, M.L. & Leary, M.R. (2011). Self-compassion, self-regulation, and health. *Self and Identity, 10,* 352–362. http://doi.org/10.1080/15298868.2011.558404

Thompson, B.L. & Waltz, J. (2008). Self-compassion and PTSD symptom severity. *Journal of Traumatic Stress, 21,* 556–558. http://doi.org/10.1002/jts.

Van Dam, N.T., Sheppard, S.C., Forsyth, J.P. & Earleywine, M. (2011). Self-compassion is a better predictor than mindfulness of symptom severity and quality of life in mixed anxiety and depression. *Journal of Anxiety Disorders, 25,* 123–130. http://doi.org/10.1016/j.janxdis.2010.08.011

van den Brink, E. & Koster, F. (2013). *Mitfühlend leben. Mit Selbst-Mitgefühl und Achtsamkeit die seelische Gesundheit stärken. Mindfulness-Based Compassionate Living – MBCL.* München: Kösel.

Vettese, L.C., Dyer, C.E., Li, W.L. & Wekerle, C. (2011). Does self-compassion mitigate the association between childhood maltreatment and later emotion regulation difficulties? A preliminary investigation. *International Journal of Mental Health and Addiction, 9,* 480–491. http://doi.org/10.1007/s11469-011-9340-7

Wang, S. (2005). A conceptual framework for integrating research related to the physiology of compassion and the wisdom of Buddhist teachings. In P. Gilbert (Ed.), *Compassion. Conceptualisations, research and use in therapy* (pp. 75–120). London: Brunner-Routledge.

Wasylkiw, L., MacKinnon, A.L. & MacLellan, A.M. (2012). Exploring the link between self-compassion and body image in university women. *Body Image, 9,* 236–245. http://doi.org/10.1016/j.bodyim.2012.01.007

Wei, M., Liao, K.Y.-H., Ku, T.-Y. & Shaffer, P.A. (2011). Attachment, self-compassion, empathy, and subjective well-being among college students and community adults. *Journal of Personality, 79,* 191–221. http://doi.org/10.1111/j.1467-6494.2010.00677.x

Weissman, S. & Weissman, R. (1996). *Meditation, compassion & loving kindness. An approach to vipassana practice*. York Beach: Weiser.

Weng, H.Y., Fox, A.S., Shackman, A.J., Stodola, D.E., Caldwell, J.Z.K., Olson, M.C. et al. (2013). Compassion training alters altruism and neural responses to suffering. *Psychological Science, 24,* 1171–1180. http://doi.org/10.1177/0956797612469537

Werner, K.H., Jazaieri, H., Goldin, P.R., Ziv, M., Heimberg, R.G. & Gross, J.J. (2012). Self-compassion and social anxiety disorder. *Anxiety, Stress & Coping: An International Journal, 25,* 543–558. http://doi.org/10.1080/10615806.2011.608842

Wetterneck, C.T., Lee, E.B., Smith, A.H. & Hart, J.M. (2013). Courage, self-compassion, and values in obsessive-compulsive disorder. *Journal of Contextual Behavioral Science, 2,* 68–73. http://doi.org/10.1016/j.jcbs.2013.09.002

Wetterneck, C.T., Steinberg, D.S., Little, T.E., Phillips, L. & Hart, J.M. (2012, April). *Examining self-compassion and experiential avoidance in symptom dimensions of OCD.* Unpublished paper presented at the Anxiety and Depression Association of America Conference in San Diego.

Williams, J.G., Stark, S.K. & Foster, E.E. (2008). The relationships among self-compassion, motivation, and procrastination. *American Journal of Psychological Research, 4,* 37–44.

Williams, M.J., Dalgleish, T., Karl, A. & Kuyken, W. (2014). Examining the factor structures of the Five Facet Mindfulness Questionnaire and the Self-Compassion Scale. *Psychological Assessment, 26,* 407–418. http://doi.org/10.1037/a0035566

Wispé, L. (1991). *The psychology of sympathy*. New York: Plenum.

Yarnell, L.M. & Neff, K.D. (2013). Self-compassion, interpersonal conflict resolutions, and well-being. *Self and Identity, 12,* 146–159. http://doi.org/10.1080/15298868.2011.649545

Young, J.E., Klosko, J.S. & Weishaar, M.E. (2008). *Schematherapie* (2. Aufl.). Paderborn: Junfermann.

Zahn-Waxler, C. & Radke-Yarrow, M. (1990). The origins of empathic concern. *Motivation and Emotion, 14,* 107–130. http://doi.org/10.1007/BF00991639

Anhang

Deutsche Version der Self-Compassion Scale (SCS-D)[1] – Wie ich typischerweise mit mir selbst in schwierigen Zeiten umgehe

Bitte lesen Sie jede Aussage sorgfältig durch, bevor Sie antworten. Kreuzen Sie bei jeder Aussage an, wie oft Sie sich in der beschriebenen Art und Weise verhalten.

	sehr selten	selten	gelegentlich	oft	sehr oft
1. Wenn ich bei etwas versage, was mir wichtig ist, werde ich von Gefühlen der Unzulänglichkeit aufgezehrt.	1	2	3	4	5
2. Ich versuche verständnisvoll und geduldig gegenüber jenen Zügen meiner Persönlichkeit zu sein, die ich nicht mag.	1	2	3	4	5
3. Wenn etwas Unangenehmes passiert, versuche ich einen ausgewogenen Überblick über die Situation zu erlangen.	1	2	3	4	5
4. Wenn es mir schlecht geht, neige ich dazu, zu glauben, dass die meisten anderen Menschen wahrscheinlich glücklicher sind als ich.	1	2	3	4	5
5. Ich versuche, meine Fehler als Teil der menschlichen Natur zu sehen.	1	2	3	4	5
6. Wenn ich eine sehr schwere Zeit durchmache, schenke ich mir selbst die Zuwendung und Einfühlsamkeit, die ich brauche.	1	2	3	4	5
7. Wenn mich etwas aufregt, versuche ich meine Gefühle im Gleichgewicht zu halten.	1	2	3	4	5
8. Wenn mir etwas für mich Wichtiges misslingt, glaube ich oft, dass nur ich allein versage.	1	2	3	4	5
9. Wenn ich mich niedergeschlagen fühle, neige ich dazu, nur noch auf das zu achten, was nicht in Ordnung ist.	1	2	3	4	5
10. Wenn ich mich auf irgendeine Art unzulänglich fühle, versuche ich mich daran zu erinnern, dass die meisten Leute solche Gefühle der Unzulänglichkeit haben.	1	2	3	4	5
11. Ich missbillige und verurteile meine eigenen Fehler und Schwächen.	1	2	3	4	5
12. Ich bin intolerant und unduldsam gegenüber denjenigen Seiten meiner Persönlichkeit, die ich nicht mag.	1	2	3	4	5

1 © Raes, Pommier, Neff und Van Gucht (2011); dt. Version: Hupfeld und Ruffieux (2011). Abdruck erfolgt mit freundlicher Genehmigung der Autoren. Die Skala darf nur für wissenschaftliche und nicht kommerzielle Zwecke vervielfältigt werden.

Auswertung der deutschen Version der Self-Compassion Scale (SCS-D)

Name: ________________________ **Datum:** ____________

Subskalen	**Zugehörige Items**	**Itemwert**	**Subskalenwerte (Mittelwert der Einzelitems/ bzw. der rekodierten Einzel-items pro Subskala)**
Achtsamkeit	3		
	7		
Überidentifikation	1*		
	9*		
Selbstfreundlichkeit	2		
	6		
Selbstkritik	11*		
	12*		
Gemeinsames Menschsein	5		
	10		
Isolation	4*		
	8*		
Gesamtwert (Mittelwert der Subskalenwerte):			________

* = Item muss invertiert werden (6 – Itemwert)

Die drei Affektregulationssysteme

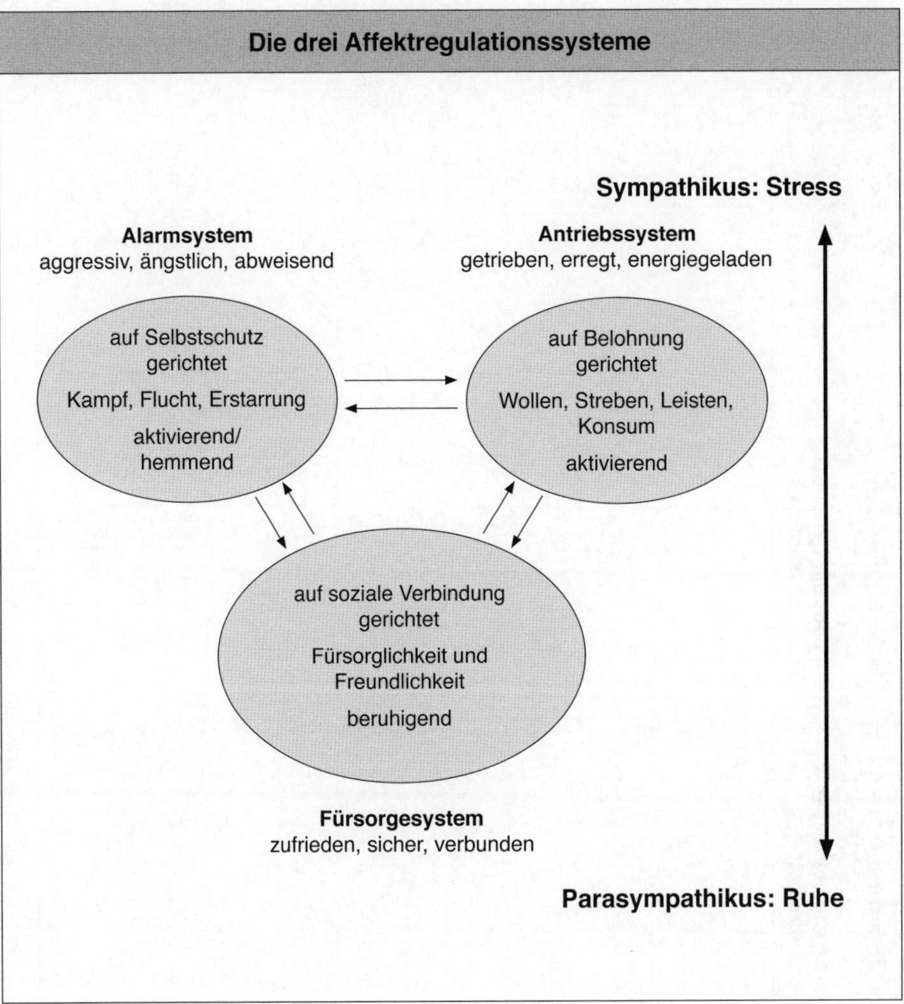

Mitgefühlsfokussiertes Erklärungsmodell			
Genetische und lebensgeschichtliche Vorbelastungen	Bedürfnisbedrohungen und Ängste	Bedrohungsschutzreaktionen	Konsequenzen und Funktionen

Beispiele für Bedrohungsschutzreaktionen	
Intraindividuell	**Interindividuell**
– Vermeidungsverhalten, Ablenkung, Unterdrücken oder Abwehren von Emotionen, Verleugnen von Problemen, Dissoziieren – Selbstkritik, Selbstabwertung, Selbsthass, Selbstverletzungen – Sich-Sorgen, Grübeln – Gegenregulatorische Maßnahmen bei Essstörungen (z. B. Erbrechen, übermäßiges Sporttreiben etc.)	– Unterwürfiges, klammerndes, abhängiges Beziehungsverhalten; übermäßige Orientierung an Erwartungen anderer; überangepasstes, höfliches Verhalten – Sich isolieren, sich verstecken, Rückzug – Kritik, Geringschätzung, Verteidigung, Mauern (Ignorieren) – Groll hegen und Aggressionen – „Auf der Hut sein", andere beobachten

Was ist Mitgefühl?

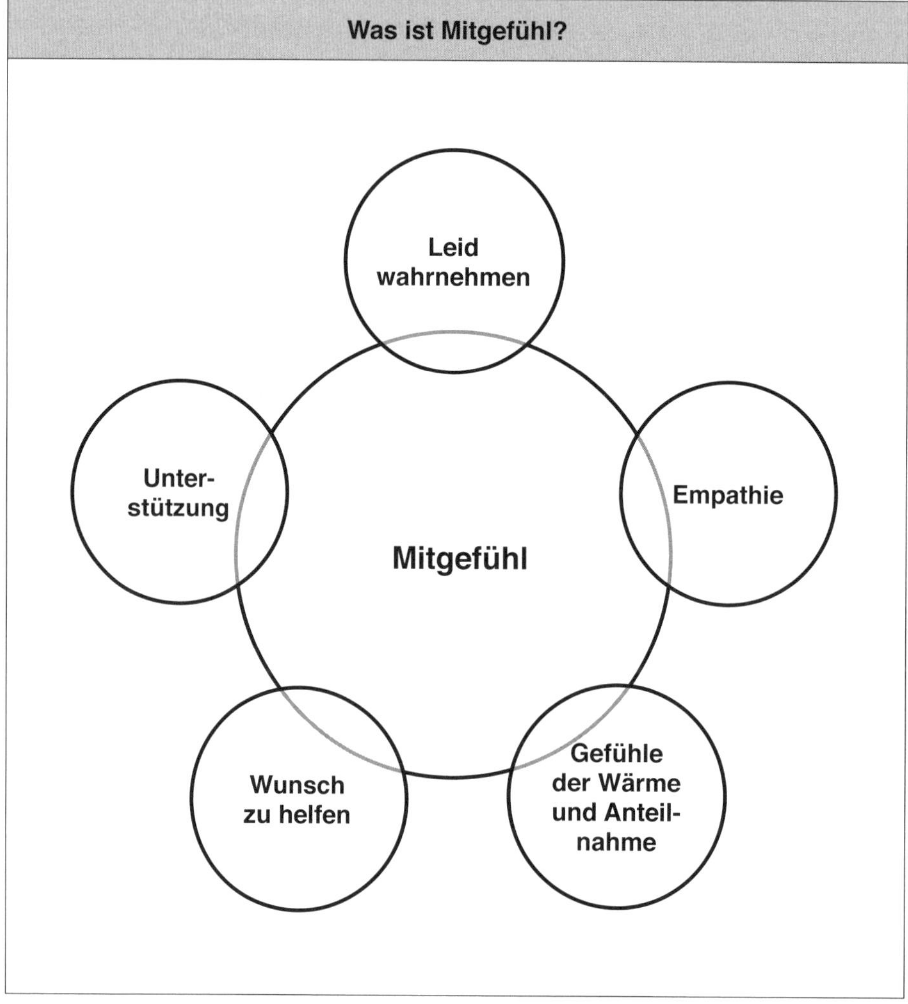

Kritische Gedanken durch mitfühlende Gedanken ersetzen			
Kritische Gedanken	Emotionale und verhaltens-bezogene Konsequenzen	Mitfühlende Gedanken	Emotionale und verhaltens-bezogene Konsequenzen

Mitgefühl im Alltag entdecken

Aktivität	Mitfühlend?	Selbstmitfühlend?
	Gar nicht 1 – 2 – 3 – 4 – 5 Sehr	Gar nicht 1 – 2 – 3 – 4 – 5 Sehr
	Gar nicht 1 – 2 – 3 – 4 – 5 Sehr	Gar nicht 1 – 2 – 3 – 4 – 5 Sehr
	Gar nicht 1 – 2 – 3 – 4 – 5 Sehr	Gar nicht 1 – 2 – 3 – 4 – 5 Sehr
	Gar nicht 1 – 2 – 3 – 4 – 5 Sehr	Gar nicht 1 – 2 – 3 – 4 – 5 Sehr
	Gar nicht 1 – 2 – 3 – 4 – 5 Sehr	Gar nicht 1 – 2 – 3 – 4 – 5 Sehr
	Gar nicht 1 – 2 – 3 – 4 – 5 Sehr	Gar nicht 1 – 2 – 3 – 4 – 5 Sehr
	Gar nicht 1 – 2 – 3 – 4 – 5 Sehr	Gar nicht 1 – 2 – 3 – 4 – 5 Sehr
	Gar nicht 1 – 2 – 3 – 4 – 5 Sehr	Gar nicht 1 – 2 – 3 – 4 – 5 Sehr
	Gar nicht 1 – 2 – 3 – 4 – 5 Sehr	Gar nicht 1 – 2 – 3 – 4 – 5 Sehr
	Gar nicht 1 – 2 – 3 – 4 – 5 Sehr	Gar nicht 1 – 2 – 3 – 4 – 5 Sehr
	Gar nicht 1 – 2 – 3 – 4 – 5 Sehr	Gar nicht 1 – 2 – 3 – 4 – 5 Sehr
	Gar nicht 1 – 2 – 3 – 4 – 5 Sehr	Gar nicht 1 – 2 – 3 – 4 – 5 Sehr

Übersicht über die Materialien auf der CD-ROM

- Deutsche Version der Self-Compassion Scale (SCS-D)
- Auswertung der deutschen Version der Self-Compassion Scale (SCS-D)
- Die drei Affektregulationssysteme
- Mitgefühlsfokussiertes Erklärungsmodell
- Beispiele für Bedrohungsschutzreaktionen
- Was ist Mitgefühl?
- Kritische Gedanken durch mitfühlende Gedanken ersetzen
- Mitgefühl im Alltag entdecken

Stichwortverzeichnis